死んだらどうなる

霊やあの世の存在を「気」で解読！

医学博士
石原結實

ビジネス社

はじめに

「死ねばどうなるか」は科学的に、完全に解明されていない以上、推測に頼るほかない。

しかし、ロボットが人間の発する声を聞き分け、必要な指示に従ったり、外国語を翻訳したりすることを鑑《かんが》みると、脳の働きは、電気により遂行されていることが想像され得る。

人間の脳をはじめ、心臓、筋肉の働きは、電気によって行われていることが、脳波、心電図、筋電図などから、ある程度推測できる。心臓が止まったとき、AED（自動体外式除細動器）からの電気を心臓に流すことで、蘇生《そせい》されることを考えるとわかりやすい。

脳、心臓、筋肉のみならず、人体を構成する臓器、器官、細胞の営みは、電気によってなされていると言っても過言ではない。

人体、動物、植物を含めたすべての生命体のもとは、海水中で30億年前にタンパ

$$\underset{\text{（二酸化炭素）}}{6CO_2} + \underset{\text{（水）}}{12H_2O} \xrightarrow{\text{光}} \underset{\text{（ブドウ糖）}}{C_6H_{12}O_6} + \underset{\text{（酸素）}}{6O_2}$$

ク質から偶然に誕生したとされるアメーバ様の単細胞生物である。
無機質しか存在しなかった地球上で、「二酸化炭素」と「水」に、光のエネルギーが作用して、〝ブドウ糖〟という有機物質と「酸素」が誕生して、生命誕生の第一歩が踏み出された。

〝ブドウ糖〟を構成する「C（炭素）」「H（水素）」「O（酸素）」からは、同じ元素で脂肪は簡単につくられるし、空中や土中の「N（窒素）」や「S（硫黄）」がくっつくと、タンパク質のもとのアミノ酸ができる。

旧約聖書に「はじめに光ありき」とあるが、まさに、光によって生命のもとになる有機物質がつくられたのである。

タンパク質から生命がつくりだされるときも、光をはじめ、電気や熱、放射線、などの宇宙のエネルギー（気）が働いたのは容易に想像できる。

「気」は英語では〝spirit《スピリット》〟（精、霊、神の意がある）が、一番近い言葉であると思われる。

科学者たちは、「タンパク質から偶然に生命がつくりだされた」と言うが、偶然にであったたら、その生命が死を迎えたときにはすべてが終わったに違いない。

しかし、始原生命は、脈々と、その生命の頂点にある人間まで生命をつないできた。そこには〝spirit〟(気、精、霊、神)の意志があったからこそである。

目に見えない「気」(スピリット、精、霊、神)の力によって、「無」(物質)から「有」(物質、生命体)が誕生した。

よって、肉体的な「生命」(有)が終わり「無」になるとき、生命体をつくり、生命体の中で生命の灯《ひ》を燃やし続けてくれる「気」(スピリット、精、霊、神)が、その源泉(霊界、invisible world＝目に見えない世界)に戻っていくことは、容易に想像できる。

本著の中に出てくる高名な科学者たちや医学者たちが、霊の存在を信じているのは、むしろ当然のことと言えよう。

よって死ねば肉体の中の霊(精、気)が霊の源泉である目に見えない世界(the invisible world, 霊界、神の国)に戻っていくのは、当然のことであろう。

仏教の「般若心経《はんにゃしんぎょう》」の、

空即是色《くうそくぜしき》
色即是空《しきそくぜくう》

は、このことをまさに言いあてている。

聖書にある言葉、

Vanity of vanities, all is vanity
(空の空なるかな、すべて空なり)

も、生命をはじめありとあらゆる宇宙の現象が「空」(スピリット、霊、気)から生まれ、やがては「空」に戻っていくということを言っているのではないか、と私は思っている。

この40年間で、約330冊の〝健康本〟を出版してきた私であるが、杜甫《とほ》(712〜770)がその詩の中で、〝**人生七十古来稀《まれ》なり**〟と詠《よ》んでいる「古稀《こき》」を今年迎える。この70年の人生の中で、医学や医療を通して、また、社会生活を通して、経験し、感得してきた「死んだらどうなる」の私なりの結論を1冊の本にまとめてみたくなった。

その出版をビジネス社の唐津隆社長に２０１７年暮れに「ダメもと」でお願いしてみたところ快く引き受けてくださった。

あまつさえ、社長、自らの手で編集を手掛けてくださった。この場を借りて、唐津社長に深甚なる感謝の意を表したいと思います。

著者

はじめに 3

第1章

「死」と死後の「霊」について

人の死について 14
臨死体験 16
■コラム　臨死体験とセロトニン 19
霊の存在を確信していた科学者たち 20

第2章

すべては「気」がつくりだした産物である

肉体と霊のキリスト教的解釈 24
色即是空、空即是色 28
虫の知らせ 31

祈り 33
■コラム　鉄砲と若狭姫 36
■コラム　神道 38
人体の営みは「気」(電気、spirit《スピリット》、エネルギー、霊の力)で行われている 39
神(気、霊など)の力が働いていると思われる事象のエピソード 42
東日本大震災のときのエピソード 44
漢方医学の気の通り道「経絡」 46
観光 49
死んだらどうなる? 50
極楽 54
生命は生まれ故郷に戻る本能がある 58
■コラム　「血液の汚れ」について 64
ここで「気」について詳しく考えてみる 66
「(電)気」の働きが納得できる身近な現象 72
植物にも、物にも心(気)がある 73

第3章

病気をつくるのも癒すのも「腸」次第

森下博士の「気から血液がつくられる」―― 76
血液は「骨髄」ではなく「腸」でつくられる――森下 77
腸管造血のプロセスを解明―― 81
医学界の常識を覆す森下医学の画期的研究――石原 83
国会に呼ばれ、ガン治療のあり方を提言するも――森下 87
のちにアメリカ医学界は森下理論を援護射撃――石原 92
「気」＝生命エネルギーの知られざる重要性――森下 97
「気の流れ」をよくするためには――石原 99
「気能値」を測れば、食材のエネルギーがひと目でわかる――森下 103
写真からの「気」で寿命がわかる―― 107
■**コラム**　霊との交流―― 108
白血球の減少について―― 109
日本人の低体温化と病気の増加―― 111

第4章

自殺について

人はなぜ自殺するのか 120
作家はなぜ自殺が多い？ 124
自殺願望をもつ人へ 130
■コラム　うつ病 130

第5章

宗教について

宗教について 136
「利他」の精神について 139
「感謝の気持ち」について 141
巨星堕《お》つ――渡部昇一教授の死 145
94歳、長堀正良大僧正 151
宇宙の森羅万象は「7」で支配されている 154

■コラム　人は怨霊になれるのか　156
日本人の魂そのもの＝宗教　158
■コラム　戒律とイスラム　163

第6章

天国と地獄

相似の論　166
天国　171
地獄　172
Good-by(e)　177

第1章

「死」と死後の「霊」について

人の死について

今までは　他人《ひと》が死ぬとは　思いしが　俺が死ぬとは　こいつぁたまらん

（大田蜀山人《しょくさんじん》の辞世の狂歌）

「人間が他の生物と異なっている点は、人間はいつかは死ぬ、ということを知っていることだ」と哲学者の樫山《かしやま》欽《きん》四郎《しろう》が喝破しているが、我々は一般的に「自分の死」については大田蜀山人（１７４９～１８２３）の辞世の狂歌に表れているように現実のものとして、真剣に深くは考えようとしない傾向がある。

「子曰《しのたまわ》く…」で有名な孔子《こうし》（ＢＣ５５２～ＢＣ４７９）は、人間の生き方、道徳について数多くの名言を残している。

「朝《あした》に道を聞きては夕べに死すとも可なり」

「未だ生を知らず、いずくんぞ死を知らん」（『論語』）

生きている意味や生き方（道徳）をいまだに十分に理解していないのに「死」に

ついてどうして思いを馳《は》せられようか……と、「死」について考究することは避けている。

同じくオーストリアの哲学者ルートヴィッヒ・ウィトゲンシュタイン（1889～1951）も「死は生の出来事ではない。人は死を体験することはできない」としている。


一般的に医師や科学者たちは、肉体の死をもってすべてが終わりと、考える人がほとんどで、「霊」や「死後の世界」の存在については、否定的である。

しかし、「生」「死」を分ける救急、救命治療に、長年、携わってこられ、あまたの患者の「死や、蘇生の瞬間」に立ち合われた元・東大病院、救急部集中治療部部長の矢作直樹名誉教授は、「人間は、肉体とエネルギー体、つまり、霊魂に分かれている」「寿命がくると肉体は朽ち果てるが、霊魂は生き続ける。その意味で人は死なない」とご高著などで述べておられる。

2万体の遺体を法医解剖し、「他殺か自殺か病死か」「死因は何か」……等々の死後診断をされ、『死体は語る』などのご高著もある元・東京都監察医務院長の上野正彦先生は、「初めは、死はnothing《ナッシング》（無）と思っていた……」が、新聞記者に「先生は死の真相を明らかにして、死者の人権を守ってきた。先生があの世に行かれたら、きっと2万人の人に花束をもって出迎えられますよ」と言われてハッとされ、「死というものは私にとって孤独でも寂しいものでもない。あの世に行ったら、その2万人の人たちと再会したい、と思うようになった……」と述懐されている。

『死ぬ瞬間』の著者として知られるアメリカの精神科医エリザベス・キューブラー＝ロス（１９２６～２００４）も「死なんてものは、春になってオーバー・コートを脱ぎ捨てるようなもの」、つまり「肉体は、不滅の自己（霊魂）を閉じ込めている殻にすぎない」と言い切っている。

臨死体験

「生」と「死」について、そして「霊の存在」を理解可能にする事象が「臨死体験」である。

病気や事故などで仮死状態に陥った人や以前なら死亡していた心筋梗塞《こうそく》や脳梗塞、

外傷や病気による大出血等々で瀕死《ひんし》の状態の人が現在の優れた救急救命治療により蘇生された場合、その1～2割の人がその後、元気になってから臨死体験について語るという。

「美しいお花畑やそこで手招きしている亡くなった父母や姉妹が見えた」や、「自分の肉体を浮き上がった自分（霊）が見ていた」というものが、ほとんどのようだ。「臨死体験」については、ヨーロッパではすでに中世に、種々の書物の中に記述されているし、日本でも『今昔物語』や『宇治拾遺物語』にもそれらしき記載があるという。

『霊《れい》はあるか』の著書がある安斎育郎《あんざいいくろう》立命館大学名誉教授（放射線防護学）も「若い頃疲労困憊《ひろうこんぱい》したとき、心臓が止まりかけ、自分が倒れているのを上から見下ろす臨死体験をしたことがある」と述べておられる。

私のクリニックを時々受診される70歳代の女性は友人・知人の顔を見るとその人が亡くなるのを予見できるという。昭和の大スター石原裕次郎さんや、フジテレビの名物アナウンサーだった逸見政孝さんが亡くなるのも、それぞれの死の3年前に予見していたという。

別に、霊能者として、仕事をされているわけでもない。ふつうの主婦の方である。

「自分の予見があまりにも的中するので恐《こわ》い……」とおっしゃる。

なぜ、霊能力があるのかについて、こうおっしゃっていた。

「私は生後すぐ、腎臓病で死にかけた経験があります。また5歳のとき、田んぼの用水路に落ち、おぼれて、死にかけている自分自身を上の方から見ていた、という記憶があります。5歳ですから、そうした臨死体験が存在するということを親や兄弟から教えてもらっているはずはなく、これは、5歳の私の経験、記憶です。用水路では、仰向けで浮き沈みしていたところを、通りかかったおじさんに助けられました。

うつ伏せで、用水路に倒れていたら死んでいたと思います。こういう体験があるから、霊能力があるのだと思います」

コラム

臨死体験とセロトニン

臨死の体験は臨死の人の5人に1人くらいが経験する、という。

ドイツは、ベルリンのシャリテ医科大学のA・ヴッラー教授らの研究によれば、「不足すると〝うつ〟の原因になるとされている脳神経伝達物質のセロトニンが臨死の症状に関係している」という。

セロトニンは、気分をよくする作用の他、視覚や音響の処理にもかかわっている。

同教授らは「6匹のマウスに麻酔薬を与えると、マウスの脳内のセロトニンの量が、死の直前には、3倍にも増加する」ことから、人の死の場合も、同様にセロトニンの増加により、「臨死体験」という現象が起きるのではないか、と推測している。

霊の存在を確信していた科学者たち

蓄音機や電球をはじめ、1000にも及ぶ発明をしたトーマス・エジソン（1847～1931）は、Scientific American《サイエンティフィック アメリカン》（科学のアメリカ人）という権威ある科学誌の中で、「死後の個性には、記憶、知性、現世で獲得した能力や英知も残ると考えるのが論理的でしょう。そして、死後の個性は、後世の人々と交信したいと考える……」と述懐している。

そして、実際に霊界と交信できる電話に似た通信機の開発に意欲を燃やしていたという。

エジソンの言う「個性」はイコール「霊」と考えてよい。

イギリスでは、「霊の存在を科学的に証明するために」として、英国心霊研究会がつくられ、錚々《そうそう》たる科学者が、歴代会長を務めた。

その中にはウイリアム・クルックス（タリウム元素の発見、放射線測定器の発明）、ジョン・ストラット（アルゴン元素の発見、ノーベル物理学賞を受賞）、シャルル・

リシェ（血清療法の先駆者、ノーベル生理学・医学賞を受賞）……等々がいる。

これは「科学者も、科学を究めれば、霊や神の世界に踏み込まざるを得ない」という証左である。

科学が霊について考究するずっと以前に、神からの啓示を受けたイエス・キリストや釈迦《しゃか》などの偉人たちが「肉体は滅んでも霊魂は生き続ける」という共通の思想、認識の宗教をそれぞれに起こしている。

キリスト教では「イエス・キリストを信じると、永遠の生命（霊の生命）が授《さず》けられる」としているし、仏教でも死ぬことを「往生（往《い》って生きる）」「他界する」「あの世へ行く」などと表現し、霊が他のところ（霊界）へ行って生き続けることを示《し》唆《さ》している。

古代エジプトでは、死んでいったん肉体を離れていった霊魂が戻ってこられるようにと「ミイラをつくった」という。

第2章

すべては「気」がつくりだした産物である

肉体と霊のキリスト教的解釈

キリスト教では、最初の人間は「Adam」である。これは、ヘブライ語で「土」を表す「Adamah」から来ている。

日本でも「死ねば土に還《かえ》る」と言われている。死体が土葬されると、糖や脂肪やタンパク質などの有機物質は、CO_2（二酸化炭素）やH_2O（水）、NO（一酸化窒素）やH_2S（硫化水素）などになって雲散霧消していく。その他、Ca（カルシウム）、Na（ナトリウム）、K（カリウム）、Fe（鉄）、Cu（銅）など、約１００種類のミネラル（無機質）はもともと土の成分であり、土にとどまる。つまり「土に還る」のである。

死体が火葬されると、骨と灰がのこる。骨と灰の成分はミネラル（金属）であるゆえ、それ以上焼けないのである。よって、「ミネラル」は、別名「灰分」と言われる。

キリスト教で、「精神」「霊」は「spirit」である。

「spirit」を英和辞典で引くと、

(1)精神、心、心持ち、気分、元気、気元、活気、勇気、意気、熱意など、人の「心、気持ち」を表わす意味が出てくる。

a man of spirit　活気に満ちた人
fighting spirit　闘争精神
have a high spirit　元気がよい、勇気がある

(2)霊、聖霊、霊魂、亡霊、幽霊など「霊」の意味もある。

the world of spirit　霊の世界
the abode of spirits　霊魂の世界、冥土《めいど》、黄泉《よみ》の国
(abode＝住居の意)

the Holy spirit　聖霊

(3)神、「霊は神」「神は霊」であるという意味もある。

God is a spirit.（神は霊である）

天使は「神の使い」なので、「angel（エンジェル）」を「spirit」とも言うのはわかるとしても、「悪魔」（demon）も「spirit」と表現されるのは、不思議である。

(4)エキス、酒精。

spirit of wine　酒精（アルコール）のごとく、「そのものの本質」「そのものの一番大切なところ」の意味もある。

「気（spirit）の抜けたビール」とは「アルコール分の抜けた旨《うま》くないビール」である。

ヨーロッパでは昔から、「spirit」は「肉体を生かす生気」であり、「〝息〟こそが〝spirit〟である」と考えられていた。

英語で「呼吸」は、「respiration」で「re＝くり返す、spirit＝霊、気」からなっていることからも推察できるように、キリスト教世界では、「呼吸（息）をすること」は「神様の霊を、体内に取り込むことである」とされていた。

日本語でも「生きる」は「息る」から来ているし、「息」＝「意気」でもあり、「〝生きる〟ということは、〝spirit（意気）〟を取り込む現象によってなされている」とも解釈できよう。

英語では「expire」には「死ぬ」という意味があるが、「spirit」（スピリット＝霊、気）が「ex」（外へ）出ていくことである。「expire」には、もともと「息を吐く」という意味がある。

「死ぬ」という意味の英語に、「通り過ぎる」を意味する〝pass〟が使われることもある。

この言葉には、現世が来世（霊界、神の国）へ行く通り道、通過点だという意味が込められている。

ちなみに、「ex」（外へ）の反対の言葉「in」は「中へ」の意味だが、「inspiration」

（霊感）は「神の霊感が体の中に入ってくる」という意味であろう。「息を吹き込む」という意味もあるので、「息を吸うことは、神様の〝気〟が体内に入ってくる」ことを表しているわけだ。

「Inspiration」（名詞）の動詞形である「inspire」には、「…に霊感を与える、神の啓示によって導く」という意味のほかに、「生気づける、…の気を引き立たせる」という意味がある。

やはり、息には「神、霊、宇宙のエネルギー」を取り込むという意味があることを、古《いにしえ》から人間は感得していたのだろう。

色即是空、空即是色

「色即是空《しきそくぜくう》」「空即是色《くうそくぜしき》」とは、『般若心経』にある文言で仏教の根本教理といわれる。

あるとき、「色即是空とはどういう意味ですか」と東大卒の知人に尋ねたら、「そんなところにはあんまり行ったことがないので……」という答え。

「好色」「色欲」などの言葉からもわかるように、「色」には「男女間の愛欲」の意味があり、「色街《いろまち》」は「歓楽街」のことである。このことを想像して、彼はそう言ったのだろう。

「色即是空の『色』と『空』は英語でどう訳しますか」と、英国や米国に長く留学した経験のある人々に尋ねると、「色」は「物質や有形」を表す〝material〟ですかと自信なげに答えるのが常だ。

〝形容詞〟に〝the〟を冠すると、集合名詞や物質名詞になる。

〝the rich〟＝〝金持ちの人々〟
〝the beautiful〟＝〝美〟

のごとく。

〝visible〟＝「〝目に見える〟という意の形容詞」、invisible＝「〝目に見えない〟という意の形容詞」（〝i n〟には〝反対の〟の意味がある）なので、私は「色」は

「the visible」(ザ・ヴィジブル)、「空」は「the invisible」(ジ・インヴィジブル)と訳すのはどうですかと聞くと、「ああ、そうか!!」という納得顔をされて、うなずかれるのが常だ。

つまり、「色」とは「形のあるものすべて、形だけでなく音や光など感覚的に意識される一切のもの」と考えてよい。

英和辞典にも〝the visible〟の説明として、「不可視の物、または霊界に対して物質(material)、物質世界、現世(visible world)」とある。よって〝the invisible〟は「不可視の物、または霊界」を表すことになる。

「色即是空」は、人間の肉体をはじめ「形のあるものは、すなわち、とりもなおさず形のない、見えない物になる」という意味だ。「肉体が滅びると霊の世界へ入っていく」とも解釈できる。

「空即是色」は、「目に見えないものも、形のあるものに変化する」という意味だ。同じく「霊により、肉体はつくりだされた」とも考えられる。

テレビやラジオは、スタジオで撮影したり、録音したりした「映像や音（色）」が形のない（空の）電波となって飛んでいき、テレビやラジオに受信されて「形や音」（色）に再現される。

スマートフォンで写した写真（色）は電波（空）に変わって、1秒もたたない間に外国の友人のスマートフォンに写真（色）として写し出される。これも狭義の「色即是空」「空即是色」であろう。

こう見てくると、脳から発生される電気（脳波）が遠くにいる友人、知人の脳に飛んでいき、気持ちを察してもらったり（以心伝心）、死を知らせることも可能であると推測できる。

つまり〝Telepathy《テレパシー》〟（虫の知らせ）である。

虫の知らせ

遠く離れたところにいる兄弟、親族、友人……などが死んだり、病気をしたりしたとき、それを察知することを「虫の知らせ」「虫が知らせる」などという。この「虫」

は昆虫の虫ではなく、「意識や感情を起こすもとになるもの」で、いわゆる「気」のことだ。

英語では〝Telepathy〟という。

Television《テレビジョン》（TV）……遠いところのものを見る
Telephone《テレフォン》（電話）……遠いところの音を聴く
Hotel《ホテル》……遠い所からきた人をもてなす（「ho」には「もてなす」の意がある。
host＝客をもてなす主人）

このことからもわるように、「Tel…」には「遠い…」の意味がある。

「――pathy」は「思い、感情」の意味がある。

〝Sympathy〟は、「共感、同情、思いやり」（sym＝同じ、協調）である。「antipathy」は、「反感、虫が好かないこと」（anti＝反対を表す）

英語のTelepathyはTel＝遠い、pathy＝思い、だから、「遠いところにいる人の思いや状態が伝わること」で、この言葉こそが「虫の知らせ」と同義と考えられる。〝Telepathy〟を英和辞典で引くと、「人の心と心が自然に相感応することで、一種の心霊現象」「以心伝心」とある。

遠くから、瞬時に「思い」「感情」を伝えるのは、「気」（spirit《スピリット》、宇宙のエネルギー、簡単にいうと電気）の力しかない。「電気≒光」は、1秒間で、地球を7周半回るくらいの速さがあるのだから。

祈り

どの宗教にも、「神様や教祖様に対する祈る行為」（祈り）は存在する。
これも祈る人の「気」（エネルギー、spirit《スピリット》、霊）が神様や教祖様に届く（届くんじゃないかと思う）ことを、長い、長い経験の間に、人間が感得していたからにほかならない。

無神論者からは、「まじない」や「呪術《じゅじゅつ》」の類《たぐい》として一笑に付されるかもしれないが、次のエピソードから、祈ることで、相手や神様（霊）に思いが届くことがわかる。

以下、米国の『内科学会誌』に載せられた論文の要約である。

ミズリー州カンザス・シティのミッド・アメリカ心臓研究所のウイリアム・ハリス博士は、入院中の心臓病患者99人を無作為に2群にわけ、一方のグループにだけ、近隣のボランティアが「〇〇さんの心臓病が早く治りますように」と4週間、毎日一定時間祈った。

この実験は、患者はもちろん、医師やそのほかの病院関係者の誰一人にも知らされていなかった。お祈りをするボランティアには、お祈りをする患者のファースト・ネームだけが教えられていた。

4週間後、患者の病状を調べたところ、「心臓停止などの重篤病状を起こしたケースは、祈られていた患者のほうが10％も少なかった」という。

マタイによる福音書には、「イエス・キリストは……御国の福音を宣べ伝え、民の中のあらゆる病気、あらゆる患《わずら》いをお癒《いや》しになった」とある。

ドイツの哲学者フリードリヒ・ニーチェ（1844〜1900）は「仏陀《ぶっだ》は生理学者で、仏教は衛生学だ」と喝破《かっぱ》している。

このように、偉大な教祖は、その「気」＝「霊、spirit《スピリット》、エネルギー…」の力で、相手の肉体、および精神（霊、気、エネルギー…）に働きかけ、病気を治す力があったことがわかる。

あるとき、カトリック教のシスターさん（80歳）とお話しする機会があった。

私が医師ということもあり、話の内容は、自然と「病気」について、言及することになった。このシスターさんは、「若いときは病弱で、何回も高熱を発する病に倒れ、生死の境をさまよったことがある」と話されていた。

そのたびに、神に祈りを捧げ、奇跡的に回復されたとのこと。

神を信じ、神に仕え、毎日「祈り」の生活を60年以上続けてこられた結果、今では風邪ひとつひかれず、お元気そのものだという。

こうした現象はすべて、〝Telepathy〟と同じく気（電気、spirit《スピリット》、霊、エネルギー）

現象により行われていたといってよい。

コラム

鉄砲と若狭姫

私の父祖の地は種子島《たねがしま》である。今でも私は本籍を種子島に置いている。

日本に最初にきたヨーロッパ人は、ポルトガル人である。1543（天文《てんぶん》12）年、マカオと長崎の五島列島の間で、密貿易をしていた五峰《ごほう》（王直《おうちょく》）という海賊の乗った明船が台風のため難破し、種子島に漂着した。船を修理している間、船員の明人、琉球人、ポルトガル人たちは6カ月種子島に滞在した。

その船に乗っていた3人のポルトガル人の長であるフランシスコ・ゼイモトが、種子島〝藩主〟の種子島時尭《ときたか》に2丁の鉄砲を献上した。藩主から「この鉄砲を分解して同じ物をつくれ」と命じられたのが、私の16代前の先祖、石原四郎左衛門慶定ほか2人の家臣であった。

1年間、種々の苦労をしながら、完成に近づいた日本初の国産銃だったが銃の筒をふさぐ雌ネジの切り方がどうしてもわからず、その方法を聞き出すため、刀鍛冶《かたなかじ》、八板金兵衛の17歳の娘「若狭《わかさ》」をフランシスコに嫁がせた。

その後完成した国産銃は、大坂と琉球の貿易の中継地点だった種子島にいた堺《さかい》の商人、橘屋《たちばなや》又三郎によって堺に伝えられた。堺から、近江《おうみ》の国の国友村（現在の長浜市）にも伝わり、そこで1549（天文18年）年、織田信長が500挺の鉄砲を注文して、日本を統治するきっかけをつくった。

若狭は船の修理が終わった後、フランシスコとともに異国に旅立つが、種子島に戻ってきた。今でも、「国際結婚第1号」「悲劇のヒロイン」として種子島では有名だし、鹿児島―種子島を往来するフェリーの名も「若狭丸」という。

その若狭姫の墓は、種子島の観光名所のひとつ。その墓に接して存在する我が石原家の昔からある古びた墓石に、観光客が腰を下ろして弁当やお菓子を食べている光景をよく目にした。これでは「先祖に申し訳ない」と思い、奮発して立派な近代的な墓を建てたのが、約20年前。その後、毎年、種子島への墓参り（仏教ではなく、神道）を欠かさず、自宅にも神棚を設けて、毎日先祖の霊を祀《まつ》ることにした。すると、次から次に幸運と慶事が舞い込んできた。

これも石原家の先祖へ私の尊崇の気（霊、spirit《スピリット》、エネルギー…）が伝わり、ご利益《りやく》を与えてもらったのではないかと強く信じている。

コラム

神道

日本の民族信仰。天照大神《あまてらすおおみかみ》をはじめ、日本民族・国家の根幹に関する神々を祀《まつ》り、その教えを尊ぶ信仰の道である。

ただし、「教義もなし、布教もしない」し、神様もたくさんいらっしゃるので、一神教を信じる欧米人またはその他の人たちからは、宗教とは見られていない可能性がある。

人体の営みは「気」(電気、スピリット、エネルギー、霊の力)で行われている

心電図、筋電図、脳波などからもわかるように、心臓や筋肉、脳の活動は、電気現象によって営まれている。

心臓が停止したときには、AED(自動体外式除細動器)により電気を心臓に流し、蘇生を図る。心臓、筋肉、脳に限らず、人体を構成する約60兆個の細胞の働きは、究極的に言えば、電気によって遂行されているといってよいだろう。

熱や尖《とが》った物に手を触れたとき、即座に手を引っこめる反応や、物体が頭や顔に向かって飛んできたとき、反射的にそれを避けるようとする瞬時の反応や、危険やストレスに遭遇《そうぐう》したとき、即座に血圧が上昇し脈が早くなる現象などから、神経系は電気現象によって働いていることが容易に想像できる。

西洋医学では「神経は、すべての神経を統合し、調節する中枢神経(脳と脊髄《せきずい》)

と末梢神経からなる。末梢神経は、脳から直接出ている左右12対の脳神経と、脊髄から出ている左右31対の脊髄神経の総称である」と定義している。解剖により、すべての神経の走行（図表1）や働きが完全に確かめられており、誰にも納得できる実に明快な理論だ。

しかし、「神経」という言葉に「神」の文字が入っているのは、英語で神経を表す〝nerve〟と違い、漢語、日本語では神経はやはり「気、spirit《スピリット》（霊、精など）」などが作用し働いていることを感知していた東洋人の明晰《めいせき》さを表しているのかもしれない。

なお、末梢神経を「働き」で分類すると、次のようになる。

感覚神経…手足、皮膚など、末梢部で受けた刺激を中枢へ伝える
運動神経…中枢からの命令を末梢に伝える
自律神経…胃腸、心臓、肝臓、膀胱《ぼうこう》など、すべての内臓や内分泌腺（ホルモン臓器）、汗腺《かんせん》、血管など、人間の意志に関係なく働いている器官を統制

図表1　末梢神経と自律神経

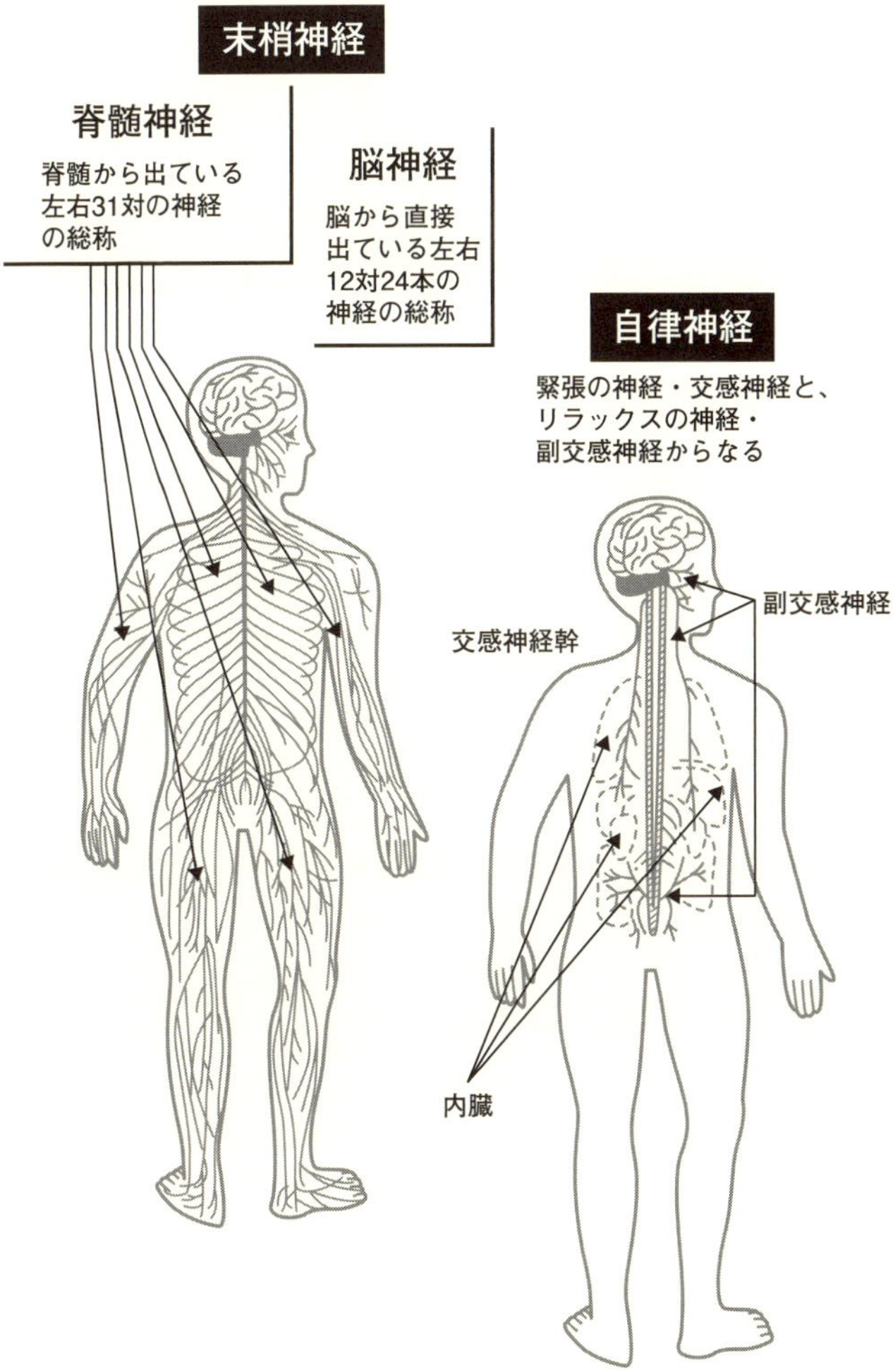

しており、交感神経と副交感神経よりなる

交感神経…「昼の、緊張の、活動の、闘い」の神経

副交感神経…「夜の、リラックスの、休憩」の神経

交感神経と副交感神経はあたかも、馬の手綱のごとく、お互いに拮抗《きっこう》、または協調して、種々の臓器をコントロールしている。

「活動時」や「ストレス」がかかったときには、交感神経が優位に働く。逆に、リラックスしているときには、副交感神経が優位に働いて、飲食物を胃腸で消化、吸収したり、排便や排尿などの排泄《はいせつ》現象が活発になる。また、リンパ球が増加して、免疫力も旺盛《おうせい》になる。

神(気、霊など)の力が働いていると思われる事象のエピソード

人間は、種々のストレスの中で毎日を生きている。ストレスがかかると、交感神

図表2　交感神経と副交感神経の働き

<table>
<tr><th colspan="2">臓器など</th><th>交感神経の働き</th><th>副交感神経の働き</th></tr>
<tr><td colspan="2">心臓</td><td>促進</td><td>抑制</td></tr>
<tr><td colspan="2">脈拍</td><td>増加</td><td>減少</td></tr>
<tr><td colspan="2">血管</td><td>収縮</td><td>弛緩</td></tr>
<tr><td colspan="2">血圧</td><td>上昇</td><td>下降</td></tr>
<tr><td colspan="2">気管支</td><td>弛緩</td><td>収縮</td></tr>
<tr><td colspan="2">胃・小腸・大腸</td><td>運動抑制</td><td>運動促進</td></tr>
<tr><td colspan="2">子宮</td><td>収縮</td><td>弛緩</td></tr>
<tr><td colspan="2">汗腺</td><td>冷や汗</td><td>ふつうの汗
（運動・入浴時）</td></tr>
<tr><td rowspan="2">白血球</td><td>顆《か》粒球《りゅうきゅう》</td><td>増加</td><td>減少</td></tr>
<tr><td>リンパ球</td><td>減少（免疫力低下）</td><td>増加（免疫力促進）</td></tr>
</table>

経が緊張して、脈拍増加、血圧上昇、胃腸の働き抑制、免疫力の低下が起こる。

逆に、リラックスしているときは脈拍は減少し、血圧も低下し、胃腸や腎臓、膀胱などの臓器が活発になり、大小便、汗の排泄もよくなる。

この副交感神経が優位に働いているときは、神（気、霊など）の力も大いに働くようだ。否、副交感神経は神（気、霊など）の力で働いている、と言ってもよいのかもしれない（図表2）。

東日本大震災のときのエピソード

2011年3月11日の東日本大震災で、甚大な被害を受けた福島県。3月21日に福島市で、長崎大学医学部放射線科の山下俊一教授（後、福島県立医大副学長）の講演が行われた。

山下教授は、放射線医学の世界的権威である。1991年からチェルノブイリ原発事故後の国際医療協力、95年からセミパラチンスク核実験場周辺への医療協力、2005年からWHOのジュネーブ本部放射線プログラム専門科学官、米国

ＵＣＬＡ客員教授などを歴任されてきた。

長崎大学の私の後輩に、こんな立派な医学者がおられることを誇りに思っている。

さて、その福島市の講演で、同教授は「放射線の影響は、実はニコニコ笑っている人にはきません。クヨクヨしている人にきます……」などと発言され、一部の人たちから、ひんしゅくを買ったとされるが、私は教授のこの発言には重大な真実が存在すると確信している。

先にも述べたように、排泄現象は副交感神経の働きにより行われるが、ニコニコとリラックスした副交感神経優位の状態で、「放射線物質」も人体から多量に排泄されるのである。

逆に、イライラしたり、怒ったり、クヨクヨしたりしている交感神経緊張状態では、排泄現象が減弱し、放射性物質の排泄も悪くなる。


次のエピソードはロシアの新聞に掲載された事実である。

チェルノブイリ原発事故後、すぐ近くに住んでいたある家族の家の外には放射性物質が大量に存在していたのに、家の中にはほとんど存在しなかったという。

放射線の専門チームがいろいろと調べてみたところ、その家族は敬けんなクリスチャンで、部屋の中にはイエス・キリストの聖像が安置され、毎日、全員で祈りを捧げていたという。

つまり、「祈り」によって精神の安寧が得られて副交感神経が優位に働くと、神（霊、気、スピリット）の力に助けられ、放射性物質も体のみならず家の中からも雲散霧消したということである。

漢方医学の気の通り道「経絡」

漢方医学の「経絡《けいらく》」や「ツボ（経穴《けいけつ》）」は西洋医学のように目に見えるものではなく、その働きによって推定されている、〝the invisible《ジ・インヴィジブル》〟の世界である。

よって、「経絡」や「ツボ」で病気を治す漢方医（中医）や鍼灸《しんきゅう》師には、長い経験とその間に培われた深く、鋭い、独特の「勘」が必要になってくる。

さて「経絡」とは、「経脈」（上下に直行する脈）と「絡脈」（左右に横行する脈）の略称である。要するに、人体が健全な生命活動を営むために、体の上方と下方、

図表3　経絡および経穴図

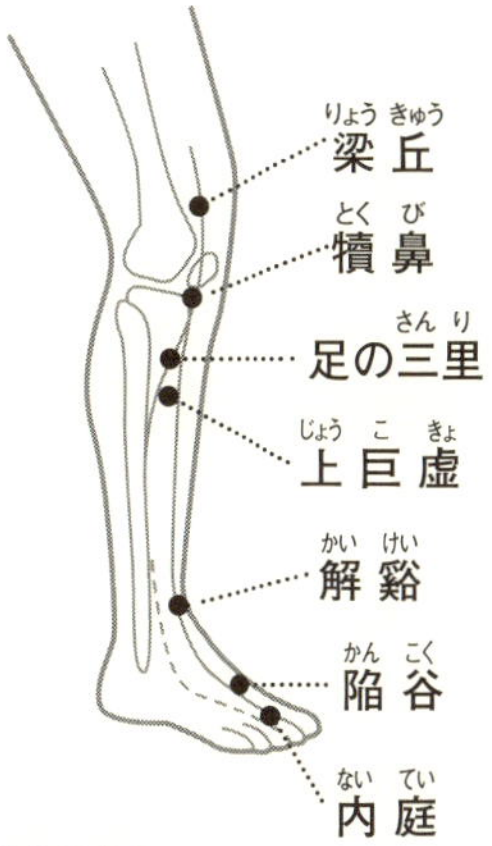

【主治穴】

梁丘《りゅうきゅう》	腹痛、下痢、胃痙攣《いけいれん》
犢鼻《とくび》	各種膝関節炎
足の三里《さんり》	半身不随、あらゆる慢性病、消化不良
上巨虚《じょうこきょ》	胃の病気
解谿《かいけい》	頭痛、足首の疼痛《とうつう》
陥谷《かんこく》	足裏の痛み
内庭《ないてい》	上歯痛、腹部膨満

【主治穴】

通天《つうてん》	偏頭痛、側頚痛、めまい
天柱《てんちゅう》	頭痛、不眠症、鼻閉塞、うなじのこり
風門《ふうもん》	感冒、頭痛、せき
肺兪《はいゆ》	胸部膨満、せき
肝兪《かんゆ》	黄疸、せきの時の両脇痛、視力減退
胆兪《たんゆ》	胆石症、脇腹の痛み、黄疸
脾兪《ひゆ》	胃病、蓄膿症、腸鳴と下痢、むくみ
胃兪《いゆ》	胃腹の張りと痛み、嘔吐、下痢
腎兪《じんゆ》	腎臓病、腰痛、月経不順、むくみ
次髎《じりょう》	下痢、排尿困難、腰痛
膏肓《こうこう》	胃酸過多症、肋間神経痛
志室《ししつ》	腎臓疾患、腰痛、種々の慢性病

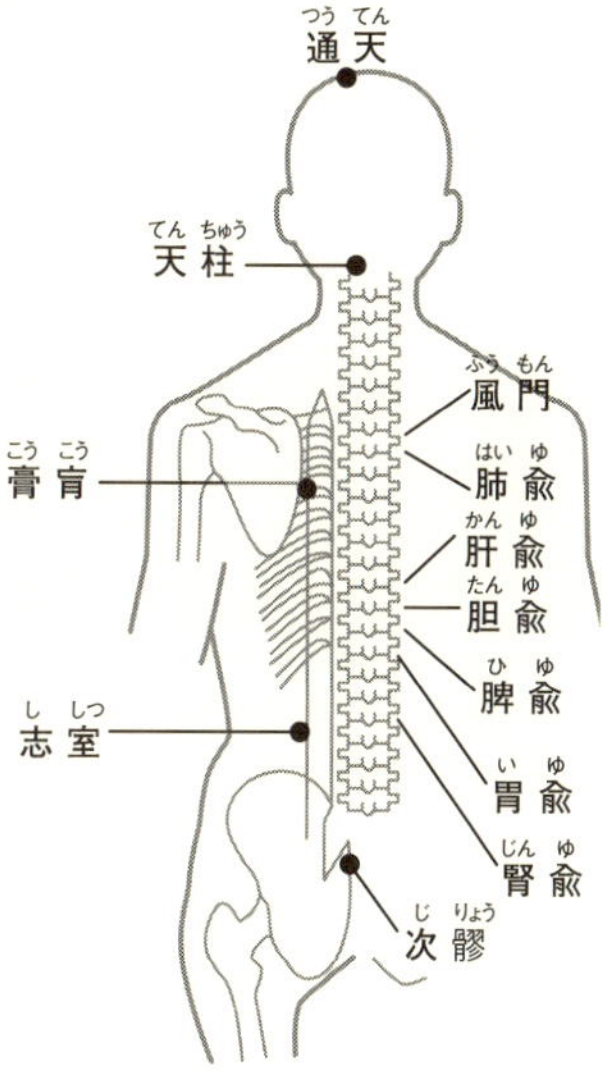

左方と右方、体表と体内、各臓器、組織間を結んで、全身をくまなく網羅している見えない「通路」といえる。

この経絡により、生命活動の根源的なエネルギーである「気」（spirit、霊）が運ばれて全身を巡り、生命活動を司っている。

「気」の巡りに滞りない状態が「健康」である。その流れが停滞（滞る）すると、体の不調、病気が表れる。

ツボ（経穴）は、経絡走行中の特定の反応点で、陥没点（体表の抵抗が減弱している空所間隔として触れるところ）、脈動部（動脈の体表部）、腱間部（腱と腱の中間）、骨縁部、関節の陥凹部、筋縁部……など、全身に約３６０個存在するとされている。

「気」の滞りは「ツボ」に表れ、ここを刺激することで、「気」の流れ、ひいては「血」の流れがよくなり、不調や病気が改善する。

よって、漢方医学は、〝the invisible《ジ・インヴィジブル》〟を扱う「神の領域」の学問といえる。

次の「観光」という文字の意味にしろ、「経絡」「ツボ」「気の流れ」にせよ、神経の「神」（スピリット、霊、エネルギー……）にせよ、中国人は、この世とあの世（霊界）の成り立ちや生命の本質に迫る哲学を持っていたのには驚かされる。

観光

風景や景色を見物することを、「観光」という。中国人は、「見ること」の本質を感知していたからこそ、「観光」の表現になったのであろう。

「物を見る」ことは、対象の物体からはね返ってくる光を目の網膜《もうまく》がキャッチして、それを脳の視覚中枢が解析することで行われている。

形や色を見ているわけではないのである。はね返ってくる光の濃淡で、形や色を判断しているのである。

暗くなると、色の識別はおろか、物体そのものが見えなくなる。よって、「見る」ことも、「光」≒「気」≒「電気」現象によって行われていることがわかる。

寝ているときに見る夢は、見る対象の物体からの光が外界から入ってくるのではないので、脳の発する気≒電気≒光≒spiritの現象、または外界から気（同様）と

図表4　生命誕生の礎

$$\underset{（二酸化炭素）}{6CO_2} + \underset{（水）}{12H_2O} \xrightarrow{光} \underset{（ブドウ糖）}{C_6H_{12}O_6} + \underset{（酸素）}{6O_2}$$

して入ってくる現象を視覚としてとらえていると考えられる。

『易経』の「観国之光」では「風土や制度のすぐれた点」という意味で使用されている。

死んだらどうなる?

地球上には、生命体はおろか、有機物質も存在しなかった45億年前、二酸化炭素（CO_2）と、水（H_2O）に光（気、霊、スピリット、エネルギー）が作用して、ブドウ糖（$C_6H_{12}O_6$）という有機物質と酸素（O_2）がつくられ、生命誕生の礎ができた。

C（炭素）、H（水素）、O（酸素）から脂肪は簡単に合成される。「C」「H」「O」に空気中や土中の「硫黄《いおう》（S）」や「窒素（N）」がくっつくと、タンパク質のもとであるアミノ酸がつくられる。「タンパク質からあるとき、偶然に生命体ができた」とされている。

それは約30億年前（38億年前、という説もある）に、海水中に誕生したアメーバ様の単細胞生物である。この単細胞生物が億年単位で、分化・分裂・増殖して、多細胞生物になり、魚類→両生類→爬虫《はちゅう》類→鳥類→哺乳《ほにゅう》類と進化していき、その頂点に人類が立っている。

つまり、我々人間は、「無」（空）からつくられた「肉体」（色）なのである（空即是色）。

肉体は「土」の成分（ミネラル）を中心につくられているが、「精神」（心）は、生命体ができるときに働いた気（光、エネルギー、スピリット）に依拠していると考えられる。「spirit」（霊、神の息＝意気）にである。

科学者は「タンパク質から偶然に生命体ができた……」と主張する。しかし、偶然にできた生命体ならその生命が尽きると、そこで終焉《しゅうえん》していたはずだ。しかし、実際は人類まで、脈々と生命を継いできた。

それは「生命体（物質）」は「神の意志（spirit）」が、注入されてつくられたからだ。

「神」というと、反感をもつ人がいるだろうが、要するに「無」から「有」、つまり「空」から「色」をつくるエネルギー（気、霊、スピリット…）を「神」「something great＝何か偉大なもの」と定義すると、異論はあるまい。無神論者の生命の起源も、30億年前の単細胞生物なのだから。

偶然にできた生命体には、神の意志（will）が存在していたからこそ、次世代に生命をつないでこられたわけだ。

よって、肉体（色）を支配し、動かしている力（エネルギー）は、気（霊、スピリット）であると言ってよい。

くりかえしになるが、肉体が「死ぬ」ことを、英語で〝expire〟という。spirit（気、霊、エネルギー）がex（外に）出ていく、という意味だ。

３００万年の歴史のある人類は、長年、生きている間に「神」「霊」などの存在を、明確には説明できないものの、本能で感得していたからこそ、先にも述べたように〝expire〟や呼吸を表す〝respiration〟（spirit＝霊、re＝くり返し）という言葉もできたのであろう。

空（無、霊、気、スピリット）よりつくられた私たちの肉体・生命が終わると、肉体は土に戻り、精神・霊（気、エネルギー）は原点、つまり（神＝霊界＝the invisible）へと帰っていくと考えてよい。つまり「色即是空」である。

仏教では死ぬことを、「お迎えが来た」という。仏様が〝お迎えに来る〟のである。そして、「三途《さんず》の川を渡って、彼岸《ひがん》（向こう岸）＝あの世（next world）に行く」と考えられている。よって、「この世、迷いの世界」は此岸《しがん》と呼ばれる。

春分、秋分の前後各3日、合計7日間は「彼岸」と呼ばれるが、あの世（彼岸）から、此岸に先祖の霊たちが戻ってくるから、花や果物を供え、お参りをして供養するわけだ。

死者が成仏できず、この世に迷い出てきた姿が「幽霊」「亡霊」である。死者の霊＝「気、エネルギー、スピリット」であるから、これまでの説明から「幽霊は存在する」と言ってよいだろう。

霊は時には〝光〟として表れるだろうから、映画や目に映る光（視覚）の如《ごと》く「幽霊を私たちは見ることができる」ということになる。特に、霊感の強い人には、幽霊のみならず、天界へ行った父母、祖父母、兄弟、友人、知人……の姿を見たり、また会話したりできるのかもしれない。

ラジオやテレビなどの音は、音波（つきつめれば、光、電気のエネルギー）で、つくられているのだから。

うらみをもった霊が、現世の人に復讐《ふくしゅう》するためにやってくることがある。この霊は「悪霊」である。悪霊を駆逐する呪術は、世界各国の宗教儀式で行われているし、日本にも呪術師はたくさんいる。西洋のカトリック教会にも「エクソシスト」（悪魔払い）という儀式がある。

つまり、古の人々も、霊の本質を感得していたことになる。

極楽

「極楽」とは文字どおり、究極の安楽な状態、境遇のことをいう。

「極楽浄土」とは、仏教でいう阿弥陀仏《あみだぶつ》の浄土で「西方十万億土を過ぎたところにあるという苦しみのまったくない浄土」とされている。「極楽」の状態を医学的に言うと、「交感神経の働きがまったくなくなり、副交感神経のみ働いている状態」と考えられる。よって、死ぬ直前の人は、辛さ、苦しみ、病から完璧に解放され、極楽の境地に達するのである。

死ぬことを「仏になる」ということがあるが、「仏」には、すべてのしがらみ、苦しみから、「ほと（ど）ける」という意味がある。

60歳の婦人が自転車に乗り、青信号で横断歩道を渡ろうとしたとき、赤信号を無視して、猛スピードで走ってきた乗用車に跳ねられ、4～5メートル先のコンクリートの電柱にたたきつけられた。頭、手、足より大量の出血があり、全身に激痛が走る。必死でこらえていたときに、吐気を催し、吐瀉《としゃ》物が口から吹き出してきたことまではは っきり覚えているが、あとは、夢なのか現実なのかわからない状態に陥った。

するとパーッと明るく美しい光に満たされた大地に川が走っている光景が目に入ってきた。川の向こうには美しい花がたくさん咲き乱れ、よく見ると亡くなった父や母、それに幼いころかわいがってくれた祖父母が満面の笑みを浮かべて「こっちへ来るように……」と手招きをしている。「ああ、これが三途《さんず》の川か……」と思い、渡ると死ぬことを本や世間話から知っていたので、親類には会いたかったが、必死に思いとどまった……。

翌日、目を開けると、病院のＩＣＵのベッドの上だった。事故後、周りの人が救急車を呼んでくれて、病院に運ばれたという。しかし、多量の出血と吐瀉物が気管をふさぐことによる呼吸不全で仮死状態に陥っていた。医師団の懸命の治療で救命されたことを後で知らされた。

仮死状態のときに「三途の川」と「美しく花が咲き乱れる彼岸」を見たのだろう。このご婦人の場合、「三途の川」の存在を知っていたので、渡るのを思いとどまったことになる。

しかし、渡ろうと思ったが、渡れずに現世に戻ってきた人もいる。私が若かりし大学病院勤務時代に受け持った40歳代の男性だ。

肝臓ガンのため、外科に紹介し、ガン腫《しゅ》を摘出する手術（当時は、腹腔《ふくくう》鏡による手術などなくすべて開腹手術）を受けている途中、突然、心肺停止の状態に陥った。

麻酔医の必死の蘇生術により、運よく救命され、手術も終了した。その後1週間、外科病棟に入院した後、内科病棟に戻ってきた。

そのとき、主治医だった私に「奇妙な夢を見ました」と言って、次のように話してくれた。「手術室に入って麻酔をかけられるまでは意識がありました。6時間におよぶ手術後、病棟のベッドに帰って、数時間後に目を覚ましたのも覚えています。しかし、その間、夢なのか、現実なのかわからない光景に遭遇したのです。

突然、目の前に川が現れ、向こう岸には美しいお花畑が見えました。よく見ると、ここ2～3年で相次いで亡くなった父と母が私を呼んでいるのです。目の前にあった小舟に乗り、向こう岸にこぎ出しましたが、川の流れに押されてたどりつけないのです。

何回も何回も必死の力で試みましたが、結局は舟が下流に流されて、向こう岸には行けなかったのです」というもの。

この患者さんに「死ぬと、三途の川を渡り、向こう岸には美しい光と花に満ちた世界があると、これまでに聞いたことがありますか」と尋ねたところ、「そんなことはまったく知りません。初耳です」とおっしゃる。

この「奇妙な夢」は心肺停止の状態のときに見たものであろう。「三途の川」「美しい花が乱れ咲く彼岸」について、まったく知らなかった人がこうした表現をするのだから、臨死体験をした人の「共通の表現、風景」は真実なのかもしれない。

この人は、きっと霊（神、気、スピリット…）の力で、此岸（この世、現世…）に引き戻されたのであろう。

生命は、生まれ故郷に戻る本能がある

鮭は大海原を何千キロメートルも回遊した後に、生まれ育った川に戻ってくる。ツバメも南洋から同様に生まれた場所、巣に戻ってくる。これを帰巣本能という。田舎で育ち、都会の大学に入学して卒業し、都会の会社に就職。定年まで勤めあげた後「Uターン」して、生まれ故郷に戻り余生を送る人も少なくない。

日本人の死因の1位はガンである。

1975（昭和50）年のガン死者数と医師数が同数の約13万人。その後、40年間

図表5-1　白血球の種類

	白血球の構成	働き
顆粒球（約60%）	好中球	細菌の貪食・殺菌、血液中の老廃物の処理
	好酸球	5%以下。アレルギー反応の原因物質のヒスタミンを中和し、アレルギー疾患の治癒を促進
	好塩基球	2%以下。ヘパリンを放出して血栓を防いだり脂肪を低下させる
リンパ球（約30%）	B細胞	抗体（免疫グロブリン）をつくって、ミサイルのように病原菌その他の抗原に向かって発射・攻撃
	ヘルパーT細胞	免疫システムの司令塔。キラーT細胞の成長を助けたり、B細胞に抗体の産生を命令
	キラーT細胞	ウイルスに感染した細胞を直接破壊
	NK細胞	マクロファージと似た働きをする。とくにガン細胞の攻撃
	サプレッサーT細胞	免疫細胞が外敵を全滅させると、キラーT細胞やB細胞にそれを知らせ、戦争を終結させる
マクロファージ（5%）		体内に侵入したホコリ、死滅した細胞、血管内壁のコレステロールなど、なんでも食べるスカベンジャー（掃除屋）。血液内以外にも、肺・脳・肝臓・腸などに存在。サイトカイン（白血球生理活性物質）を放出してガン細胞を攻撃。抗原（病原菌など）を完全に破壊できなかった場合、ヘルパーT細胞に、緊急事態を知らせ、免疫システムの奮起を促す。

図表5-2　細菌・ウイルスの撃退メカニズム

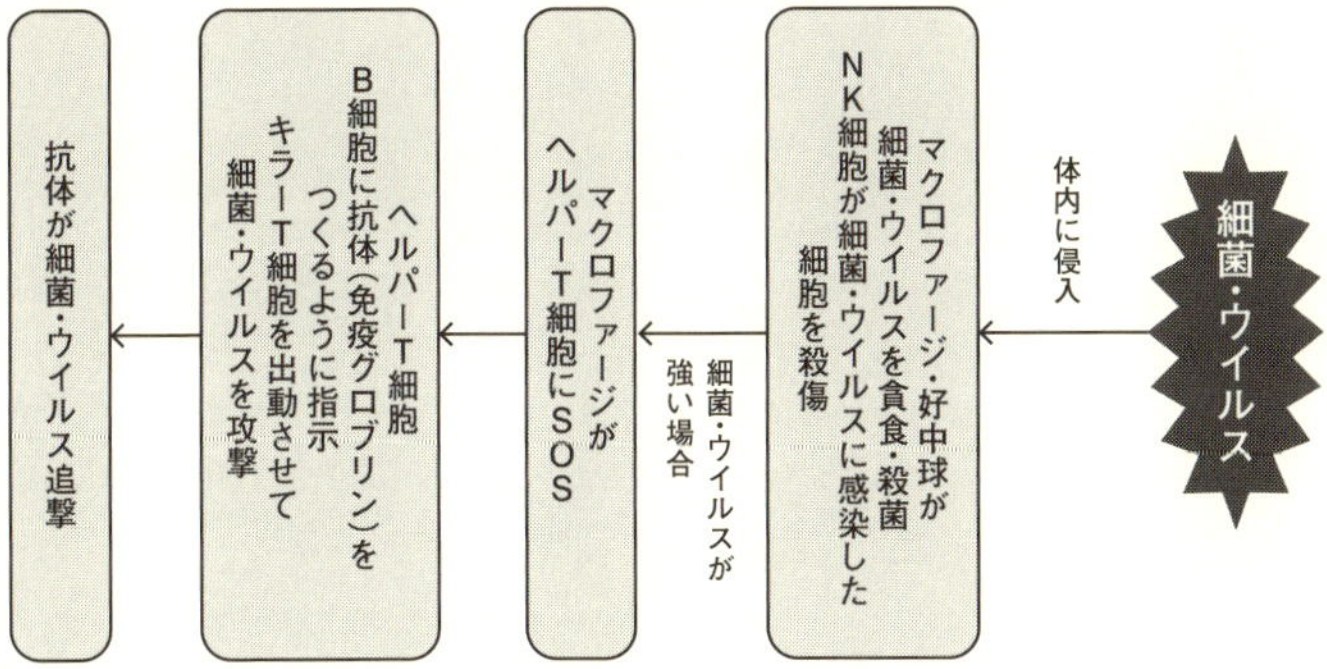

図表5-3　骨髄芽球の成長

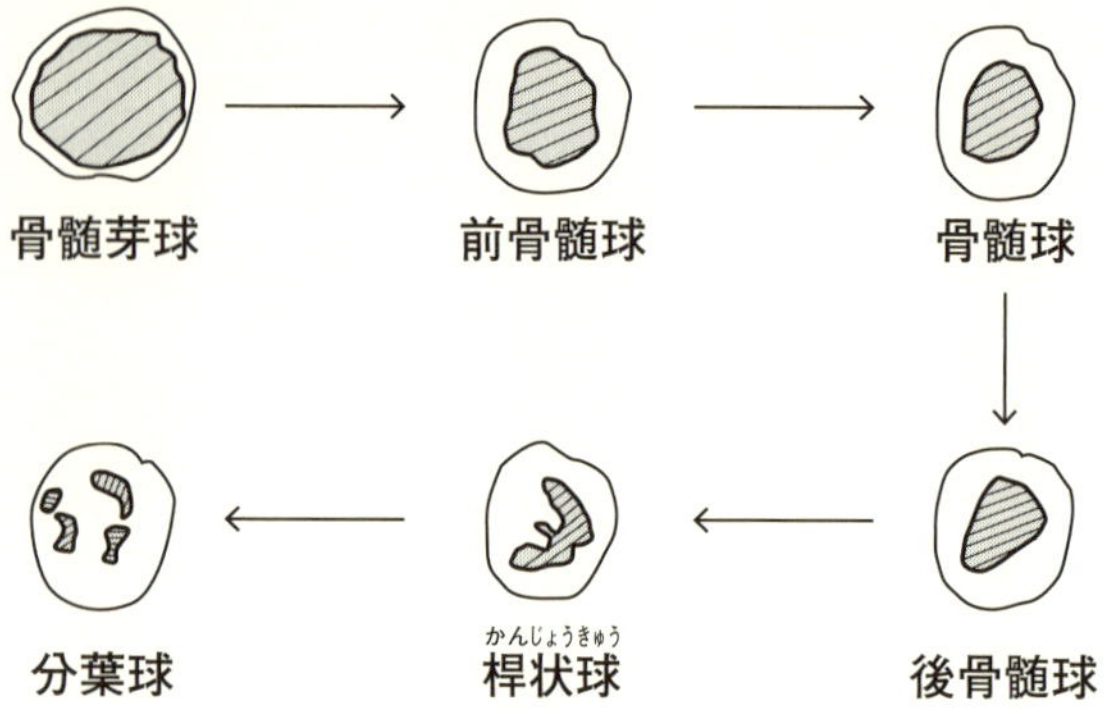

で医師数は約32万人と2・5倍に増加し、ガンに対する研究、治療法も長足の進歩を遂げたとされているが、2017（平成29）年のガン死者数は38万人を超えている。

西洋医学は、体内に発生した「ガン腫」を〝手術で切り取る〟〝放射線で焼却する〟〝抗ガン剤で壊滅させる〟ことに腐心しており、医師たちも患者から「私のガンの原因は何ですか？」と尋ねられても、「わかりません」「それは私が知りたいくらいです」「原因不明です」「細胞分裂の異常です」などと答えるしかない。

病気という「結果」に対して「原因がない」ことはあり得ないし、「なぜ細胞分裂の異常が起こるか」についても、答えられないのが西洋医学の現状である。

ガン細胞は〝正常細胞が幼若化〟したものであり、〝細胞の先祖返り〟とも表現される。

白血球にも図表5-1のごとく、いくつかの種類がある。そのうちの好中球（多核球）は、骨髄の中で骨髄芽球として誕生した後、図表5-3のように成長して桿状球になると血液中に出てくる。

白血病（急性骨髄性白血病）は、骨髄芽球が成熟した桿状球や分葉球にまで成長できず、骨髄内で異常に増殖した病態である。

つまり、〝細胞の幼若化〟〝先祖返り〟の現象なのである。

前にも述べたように、30億年前に原始の海の中にアメーバ様の単細胞生物が誕生し、その後、分化、分裂、増殖してやがて、多細胞生物になり、6億年前に脊椎《せきつい》動物が誕生してから魚類→両生類→爬虫類→鳥類→哺乳類と進化してきた。

30億年前のアメーバ様の原始生命が分化や進化をせず、原形をとどめたまま、血液という海の中に存在しているのが白血球ではないかと、私はかなり前から推測していた。

先にも述べたように白血球には、マクロファージ、顆粒球、リンパ球などの種類があるが、マクロファージこそが、アメーバ様原始生命と考えられている。マクロファージから、他の白血球が分化してつくられたし、胃腸や脳、筋肉……など、すべての体細胞の「元」の細胞はマクロファージである。マクロファージをはじめ、白血球は1個1個が生命を持つ単細胞生物であり、図表5-2の如く「will」(意志)をもって種々の役割を果たしている。

世界的な免疫学者で、新潟大学名誉教授の安保徹《あぼとおる》博士(2016年12月6日死去、享年69歳)と10数年前(当時は同大医学部教授)に対談した折、まさに驚愕《きょうがく》するような理論を拝聴した。「人体が危急存亡の危機に直面すると、すべての細胞は、マクロファージに先祖返りして、生命を終えようとする」というものだ。「マクロファージこそ、アメーバ様の原始生命である」と、安保教授も考えておられた。

ガン細胞は、「幼若化細胞」「先祖返り細胞」であり、「漢方医学でいう万病一元〝血液の汚れ〟という一大事が体内に発生したときに、生命の原点であるマクロファージに戻ろうとしているのではないか」と推測される。

かくのごとく、生命、細胞は、生まれ故郷に戻る本能がある。「スピリット、気、霊…」、よって、無（空）から有（色）がつくられた結果の我々の肉体が死によって滅すると、「スピリット、霊、気…」がその故郷（神、霊界）に戻っていくのは、想像にかたくない。

蛇足であるが、名詞の語尾に「-ed」をつけると、「…を持った、…を備えた」…の意味をもつ。

winged…翼をもった

moneyed…お金をもった（金持ちの）

balconied…バルコニー付きの

diseased…病気にかかった

などなど。

50年以上も前のマーロン・ブランド主演の『One Eyed Jack（片目のジャック）』という米国映画を覚えておられる年配の方もいらっしゃるだろう。

人間のみならず野生の動物、そして、その肉体を形成するすべての細胞に意志（will）がある。willed（意志をもった）という言葉から、wild（野生の）という単語ができた。

神が最初につくった原始生命＝マクロファージには、will（意志）があった。

そして、それによってできた人体を構成する60兆個の細胞には、それぞれ意志がある。それは、神の意志でもある。

だからこそ、

Where there is a will, there is a way.（意志あるところに、道がある＝精神一到、何事か成らざらん）

Heaven helps those who help themselves.（天は自ら助くる者を助く）

などの諺《ことわざ》が存在し、

これこそ、神様（天）と人間（または生命体）の意志（気）が通じていることを、人間の長い間の経験が言わしめた言葉である。

コラム

「血液の汚れ」について

血液は、体をつくる60兆個の細胞に、水、酸素、タンパク質、糖、脂肪、ビタミン等々の栄養素やホルモンを送り届け、それぞれの細胞、それから成る組織、臓器の営みを助けている。

「食べすぎ」「動物性脂肪のとりすぎ」「運動不足」「冷え」等々により、血液中の老廃物の増加、タンパク、脂肪、糖などの栄養物質の過剰、つまり「血液の汚れ」が生ずると、体は血液を浄化すべく、次のような反応を生じさせる。

(1) 発疹《ほっしん》

老廃物の皮膚を通しての排泄現象。

(2) 炎症

細菌が体内に侵入し、老廃物を燃焼している様子。肺炎、胆のう炎等々、発熱を伴う。

(3) 動脈硬化、高血圧、出血、血栓

血液の汚れを血管内壁に沈着させる（動脈硬化）。その結果、細くなった血管内を、心臓が力を入れて血液を循環させようとする（高血圧）。老廃物を固めたり（血栓）、血管外へ出血させて血液を浄化しようとする反応も起こる。

（4）血液の浄化装置＝ガン腫の発生

「ガン腫は血液の汚れの浄化装置」というのが森下敬一博士のご高説。半世紀前の我々医学生時代の教科書にも「ガン組織からは〝Cancer toxin《キャンサー・トキシン》〟（ガン毒素）が排泄されている」という記載があったが、森下学説とぴったり符合する。

ここで「気」について詳しく考えてみる

「気」とは「形はない（目には見えない）が、自然現象、生命、意識、心などの働きのもととなるもの」と定義されている。

自然現象の中には「天気」「空気」「気候」「気象」「気圧」「外気」「湿気」「陽気」……等々、「気」のつくものは多い。

心の状態としては「根気づよい」「勇気ある」「気質」「短気な気性」「本気」「平気」「気分」「意気」「やる気」「気が楽」「気がのらない」「気になる」「気を静める」…

…など、数え切れないほどの「気」を使った表現がある。

また、心が周囲に漂う「霊気」「雰囲気」などを感得することもある。「気の抜けたビール、ワイン……」等々、飲食物がもつ特有の味や香りを「気」、つまり「そのものの本質」として表すこともある。

生命現象と「気」について考えてみる。

死ぬ直前の人と直後の人を比べた場合、よほどの失血をして死亡しない限り、体内での物量的変化はないはずだ。

しかし、死人の心臓はストップし、血液の流れや呼吸も止まり、もちろん表情もなくなる。つまり、死の直前と直後の違いは、「気」の存否といえる。停止した心臓はAEDから電気を流すことで蘇生することがあることを考えると、心臓をはじめ、体内のあらゆる臓器、細胞が「電気」の力で働いていることがわかる。

漢方医学では「気」は、生まれながらにして親から受けついだ「先天の気」と、生後、自分自身の生命活動の中からつくりだした「後天の気」から成っている、と考えられている。

「後天の気」には、肺の呼吸により鼻を通して体内に取り入れられた「天の気」と飲食物として口から胃腸に入り、消化吸収されてつくりだされた「地の気」がある。

この「天の気」と「地の気」それに「先天の気」が合わさったものが「元気」（真気）といわれ、人体のすべての生命活動を司るエネルギー源とされる。

元気
- 先天の気…親から受けついだ気
- 後天の気
  - 天の気…呼吸により得られる気
  - 地の気…飲食物により得られる気

この「気」は、ヒポクラテス時代の古代ギリシャ医学の「プネウマ」との定義が酷似しているし、本書で述べてきたように〝spirit《スピリット》〟にも近い。

「気」とは、「宇宙や小宇宙である人体をはじめとする生命体の中を流れ、その働きを司る根源（的なもの）」と考えてよい。

宇宙や人体を流れている「気」（エネルギー）はたくさん存在するが、主なものとして次のようなものがある。

光

旧約聖書の創世記の冒頭に「はじめに光ありき」という文言がある。

「光」は、電波と同じ性質をもつ電磁波の一種である。

目を刺激して、視覚を与えるものだけではなく、「紫外線」や「赤外線」などのように、目に見えない電磁波も光の一種である。

短波長の「X線」や「γ線」などを含めて光と呼ぶこともある。

光は**「1秒間に約30万km」**もの速度がある。

X線

放射線の一種。波長1pm-10nm程度の電磁波で、1895年11月8日、ドイツのヴィルヘルム・レントゲンが発見した。

数学で未知数を表す「X」より、レントゲンが命名した。

熱

「熱」は、温度のもとになるエネルギーである。

火

「火」とは、物質が酸素と急激に化合し「熱」と「光」を放って燃える現象である。

音

「音」は「物体を通して伝わる力学的エネルギーの変動のこと」で波動としての特徴をもつので音波として表される。

電気

電気（electricity）はギリシャ語の「elektron」（琥珀《こはく》）より来ている。摩擦した琥珀に物が吸い寄せられる電気現象から命名された。

電気のエネルギーは、熱、光、音……等々さまざまなエネルギーに変換できる。

また、そうしたさまざまなエネルギーから、電気エネルギーにも変換が可能である。

火力発電で、熱（火）からつくられた電気を利用して、電熱器（ポットや炊飯器）で、水や米を熱して、湯やご飯をつくることができる。（熱→電気→熱）

「雷」は電気現象であるが閃光《せんこう》を発生させ、雷鳴や地上への衝撃音という「音」を生じさせる。（電気→光→音）

ほとんどの照明器具は、電気によって光を発している。（電気→光）

電気が発見される以前の照明は、ガスや灯油が燃やされる「火」によって成されていた。（火→光）

よって、本書で述べている「気」のエネルギーは「電気」のエネルギーで代用されるとわかりやすく、端的に表現すると「気」は「電気」そのものに近いものと言ってよい。

「(電)気」の働きが納得できる身近な現象

私が今、執筆をしている自分の書斎の中では、いくつものテレビやラジオの番組を視聴できる。携帯電話で、日本中はおろか、世界中の人と通話も可能である。

また、スマートフォンで撮った写真を外国に即座に送ることができる。

こうした作用はすべて、宇宙のエネルギー(気、spirit)を端的に具現している〝電気〟の力によるものである。

あるとき、私のクリニックに東大の物理学の教授が受診された。そのとき、「なぜ、この世に電気が存在するのですか?」と尋ねたところ、「陽極と陰極があって…」などと電気の発生する仕組みについて話し出されたので、「いいえ、そうではありません。〝なぜ、この宇宙に電気が存在するのか〟という意味です」と申し上げると、しばらく沈思黙考された後、「わかりません」と答えられた。

つまり、「電気」現象は、「気」「宇宙のエネルギー」「spirit(スピリット)」という、神の領域の現象なのである。

植物にも、物にも心（気）がある

植物の生命の起源も、30億年前に発生したアメーバ様の単細胞生物であるから、神の意志（スピリット、気、エネルギー）によって生命活動を行っている。よって、植物や動物からつくられる物体（質）にも同時に、神の意志が働いていると推測される。

竹の子掘りに行って、竹の子を採って帰るとき、「来年もよろしくね……」との気持ちを伝えると、次の年も、竹の子がよく育つという話を聞いたことがある。

咲いている花や、花瓶の花に向かって「綺麗《きれい》だね、長く咲いていてね……」と話しかけると、本当に長い間、美しく咲いていてくれると私の友人が言ったことがある。

愛車に向かって「いつもありがとう……」と感謝の気持ちを伝えると、事故を起こさないという人もいる。

若いころは〝眉《まゆ》つば〟の話と聞き流していたが、「スピリット、気、霊、宇宙のエネルギー…」などについて理解が深まるにつれて、こういった文言に信憑《しんぴょう》性がある、という確信に似た気持ちが強くなってきた。

カナダのブリティッシュ・コロンビア大学の森林学専門のシマール教授は、「森の木々は、地下に張り巡らされている根を通して、水分、炭素（C）、窒素（N）、リン（P）、ホルモン様物質や、種々の情報を交換している。親木は、子どもの木々に対して自分自身のほうよりもより多くの栄養素を供給したり、成長を妨げないよう空間を空けてあげたりする……」と、種々の実験を重ねた結果を発表している。

米国の学者　クリーヴ・バクスターは植物に「うそ発見器」をとりつけ、根をひっこ抜いたり、木で叩いたりすると「うそ発見器の針が大きく動く」ことを実験で証明。これは植物の中の「気、スピリット…」が、人間の険悪な言動を察知することを物語っている。

幼少時、両親や学校の先生が言っていた「物を大切にしなさい。足で扱ったりしたら罰が当たるよ」などの意味も、最近理解できるようになってきた。

第3章

病気をつくるのも癒すのも「腸」次第

森下博士の「気から血液がつくられる」

私が医学生時代から、約50年にわたり尊敬というより崇拝している世界的な血液生理学者の森下敬一博士は、本来なら、日本で最初に「ノーベル生理学・医学賞」を受賞されてもおかしくないほどの大業績を残されている。

昭和3年3月3日生まれの森下博士が、東京医大を卒業された昭和25年の日本は終戦後の食料難の状態。だから高脂血症、糖尿病、高血圧、ガンといった「食べすぎ」による生活習慣病の患者は限りなく「0」に近かった。

国民病と言われた結核患者はいたが、ほとんど患者がいないので同級生の中には司法試験を受けて、弁護士になった医師もいたという。同じ理由で、森下博士は基礎医学（生理学）教室に入られ、血液生理学の研究に没頭された。

そして、昭和30年代の初頭（1955〜1960）には、「血液は骨髄ではなく腸でつくられる」という「腸造血説」を綿密な実験を重ねられた結果、証明され発表された。

そのあたりの経緯について、私と森下博士との対談本『腸から体がよみがえる〝胚酵食《はいこうしょく》〟』（青春出版社）から抜粋して、以下にあげてみる。

血液は「骨髄」ではなく「腸」でつくられる――森下

「病気の成り立ち」を読み違えた現代医学が、「病気」を治すことは不可能

病気の治療方針は、「人体の生理・構造」という大原則のうえに立ち、患者さんの状態を鑑みて決定されるものです。大原則に誤りがあっては適切な治療ができません。

現在、ガンをはじめ多くの病気の治癒が困難なのは、医学で常識とされている「骨髄造血説」が治療の前提となっているためといえるでしょう。

私は医学部時代から、骨に含まれる骨髄で血液がつくられる「骨髄造血説」には疑問を抱いていました。骨髄がないイカやタコ、腔腸《こうちょう》動物（イソギンチャク、ヒドラなど）、環形動物（ミミズ、ゴカイなど）などに、血球があること

に説明がつかないからです。

さて、その医学部時代のこと。新宿御苑の池に「大きい食用ガエルがいる」との噂が耳に入りました。まだ食料が潤沢ではない時代、「食べ物だぞ！」と喜び勇んで友人らと獲りにいったのですが、残念なことにまだオタマジャクシ。手ぶらで帰るのも癪《しゃく》なので、カエルになるまで育てようと研究室に持って帰ったのでした。

研究室でオタマジャクシを眺めていると研究魂がむくむくと湧いてきます。「骨髄造血説が本当ならば、手足がないオタマジャクシは造血を行う骨髄も少ないことになる。ならば、手足がしっかりはえて骨髄が増加したカエルと血液の状態に差が出るはずだ」と、両方の血液の状態を比較してみようと思い立ちました。

結果は、赤血球・白血球の数も形も同じ。オタマジャクシとカエルの血液に差異は認められませんでした。生命にとって最も重要な血液を「大人になったら骨髄で、子どもの頃は別のところで造血する」のは、極めて不自然で不合理なことです。だから、オタマジャクシ時代とカエル時代で血液の製造場所が異なることはありえません。

では、血液はどこでつくられているのか？

さて、舞台は私が勤務した国立陸軍第三病院に移ります。両手両足を失った傷痍《しょうい》軍人もいらっしゃるのですが、皆さんのツヤツヤと血色のいいお顔を拝見して「骨髄造血説」への疑問が再燃します。

「骨髄造血説では、血液をつくる骨髄組織の90％以上は手足の骨に含まれているとしてる。ならば、手足を失ったら貧血になるはずではないか」

どうしても血液を調べてみたくなりました。車椅子の傷痍軍人のお方の口に「いかがですか？」と缶ピースを1本。火をつけて差し上げて世間話などをしながら少しずつ仲良くなって採血の了解をとりつけます。その結果、血液をつくるはずの骨髄のほとんどを手足の欠損で失っているにもかかわらず貧血はなし。健康な人間より1割ほど赤血球が多かったのです。

骨髄組織を90％以上失っているのに赤血球が1割も多いのは、骨髄ではない別のところで血液ができていることになります。東大で血液の研究をしていた内科の医師に質問をぶつけると、「それは胸骨だよ」という返事。さあ、胸骨の骨髄組織を調べるのはたいへんです。局部麻酔をかけて骨髄穿刺《せんし》をしなくてはいけません。

タバコだけで済む話ではないので、とらやの羊羹《ようかん》で交渉。許可を受け胸骨にドリルで穴を開けて採取した骨髄は、なんと「黄色骨髄」（骨髄造血説では「赤色骨髄＝造血をおこなう」「黄色骨髄＝造血をおこなわない」という）。胸骨の骨髄でも血液がつくられていないとは一体どういうことか。またまた内科の医師に質問です。「胸骨で造血してないなら骨盤だね」。

今度はバウムクーヘンで交渉を進め採取にこぎつけますが、こちらも黄色骨髄（面白おかしく書いていますが、立派に戦った軍人さん方が、たかだかタバコだ、羊羹だ、バウムクーヘンなどでなびくはずがありません。若い医師の情熱を受け止めてくださった気概に感謝しています）。

腸管造血のプロセスを解明

いよいよ骨髄造血説にまったく信憑性《しんぴょうせい》がないと確信した私は、血液は腸でつくられるという仮説を立てます。

下等動物は消化器で血液をつくっているのに、高等動物が骨髄でつくるのは不自然であること。また、原生動物以外の動物がすべて共通してもっているのは、「体組織」「消化器」「血球（血液）」の3つ。「体組織」と「消化器」のいずれかで血液がつくられるとしたら、「食物を摂取し、体がつくられる」という順番から推察するに、食物の行き場である「消化器」で血液をつくるほうが合理的であると考えたのです。そして、動物実験などを繰り返し、腸で血液が誕生する「腸管造血」のプロセスを解明しました。

まず、消化液の作用でドロドロになった食物は、腸絨毛《じゅうもう》（小腸内壁のヒダにある突起）に取り込まれて同化。その後、絨毛から数十個の赤血球を含んだ「赤血球母細胞」が誕生。「腸の細胞が母細胞に変わる」と、理解していただくとよいでしょう。赤血球母細胞は読んで字の如く「赤血球の母親」です。腸絨毛内の毛細血管に接触すると血管内に赤血球を放出するのです。こうして誕生した赤血球は血流に乗って全身を循環します。

また、腸で生まれた赤血球の動きを観察するうちに、現代医学で信じられている「体の細胞はひとつがふたつに分裂し、それぞれがさらにふたつに分裂するといった具合に、どんどん分裂を繰り返して増えていく」との説も、〝真実ではない〟ことを突き止めました。

赤血球が体内を循環していくうちに、肝臓、脾臓《ひぞう》、皮下脂肪、筋肉組織など、さまざまな体細胞に変化していくのです。

腸管造血説で「食」の重要性に着目、そうして生まれた「森下自然医学」

私が解明した「腸管造血」を簡単にまとめると、「食物を原料として腸で赤血球がつくられ、腸で生まれた赤血球によって体細胞がつくられる」ということになります。「血液は骨髄でできる」「細胞は分裂によって増加する」という現代医学の定説を完全に否定する内容です。

腸管造血説が示すもの、それは「食が人間をつくる」ということであり、食の影響を直接的に受ける腸が健康を左右するということ。「病気をつくるのも腸、病気を癒すのも腸」ということになります。薬や化学療法に頼らず、腸内環境を整える食事療法を中心に万病を治癒させる「森下自然医学」の基礎が「腸管造血説」にあるのです。

医学界の常識を覆す森下医学の画期的研究――石原

医学界の定説を真っ向から否定した森下博士の「腸管造血説」

森下先生は東京医科大学の研究室で、動物実験や人体実験を緻密《ちみつ》に重ねながら、血液生理学の研究を積み上げてこられたお方です。

いまのように写真技術が発達していない時代に、小腸で赤血球がつくられ出てくる瞬間の写真撮影に成功。さらに、赤血球から白血球が生まれる過程も連続撮影でとらえた森下先生は「腸管造血説」を学会で発表なさいました。

当時、そしていまも医学界の定説である「血液は骨髄でつくられる・骨髄の細胞分裂によって赤血球や白血球が生まれる」を根本から覆す内容の森下先生の発表は、たいへんショッキングなものだったようです。

当時の新聞報道の見出しを紹介しましょう。

「覆す医学界の定説
骨髄でなく腸管で造血『赤血球』から白血球」（読売新聞・昭和32年5月16日）
「世界の注目あびる生理学の新説
血は腸で造られる
白血球は赤血球から発芽」（読売新聞・昭和33年3月28日）
「血は腸でつくられる
正しければ画期的
医学界に大きなショック」（日本経済新聞・昭和33年12月23日）

いずれの新聞も驚きをもって、かつ丁寧に「腸管造血説」を紹介しています。また、医学界の封建的な体質、一度確立された「定説」を頑迷に固執する点に触れており、それは画期的な学説を引っさげて登場した若き森下先生へのエールのように感じられます。記者の方々も、なにかと思うところがあったのかもしれません。

元気な腸をつくることが、健康長寿につながる

血液が食物の消化吸収器官である腸で製造されるということは、食物の影響が血液にダイレクトに及ぶということ。

「食＝血」といっても過言ではないのです。

東洋医学の「食が血となり肉となる」とは俚諺《りげん》です。食物が運ばれる「腸」で血液が誕生することを先人が知っていたというと飛躍しすぎですが、少なくとも「腸」が健康を左右することは「体の声」として認知していたのでしょう。

「ボケる、老ける、病気になる」のは誰だって嫌です。最大にして唯一の予防法が「丈夫な腸をつくること」といえそうです。

健康な腸であれば健康な赤血球が生まれ、その赤血球によってつくられる全身の細胞も皆、潑剌《はつらつ》としたものになるのです。

西洋医学のガン治療に疑問符をつけた森下先生の理論

森下先生は腸管造血説に立脚し、「体内のほかの細胞同様に腸でつくられた赤血球からガン細胞もできる」と、ガンの発生プロセスを解明されました。

その当時も、そして現代に至るまで、医学界においては「ガン細胞は分裂して増殖する」と考えており、分裂をストップさせるための治療法がとられています。

森下先生の理論は「ガン細胞の分裂増殖」を真っ向から否定するものです。

そもそもガンの発生機序《きじょ》を読み違えているのだから、そこから発想がスタートしているガン治療に効果があるのか？

ガンを全身で考えるのではなく局所的なものととらえ、ガン細胞を切り取ったり放射線をあてたり、「パーツごと」に施されるガン治療は、まるで人間を機械のように扱っています。

いまから約半世紀前、38歳の森下先生は国会に参考人として招致されます。多額の税金をガン研究に費やしているにもかかわらず一向に成果が出ないことについて意見を求められてのことです。ガン研究の世界的権威である学者先生を向こうに回し、当時のガン研究を真正面から否定、なぜ研究の成果が出ないのかを喝破《かっぱ》なさったのです。

次節で国会証人のエピソードを、森下先生に詳しく語っていただきましょう。

国会に呼ばれ、ガン治療のあり方を提言するも——森下

腸管造血説に基づく国会証言

昭和41年と43年の2回、国会に参考人として呼ばれ、ガン治療のあり方について発言する機会を得ました。当時からガンは国民病として深刻視されており、治療のために多額の費用が税金から注ぎ込まれていましたが、ガン患者は減るどころか増加の一途をたどるばかり。「さて、本当にガン研究は現状のまま続

けていいのか」というのが議案です。

昭和41年は私を含め４人の参考人が呼ばれていました。私以外はガン研究の権威の先生方。血液が専門でまだ40歳にもならない私だけが異質な存在だったといえます。

諸先生方を前に意見するのはたいへん僭越でしたが、引き受けた以上は仕事を全うする責任があります。また、国会という公の場で自分の学説を発信できることは、多くの人の健康に寄与する大きなチャンスでもありました。腸管造血の理論に則ってガンの発生プロセスから説明したのです。

当時、そして現在もガン細胞は体内で分裂増殖すると考えられています。確かに一部の特殊なガンは分裂増殖をしますが、すべてが分裂増殖するわけではないのです。ガン細胞が本当に分裂増殖をしているのであれば、手術で摘出されたガン細胞が分裂増殖する様子が顕微鏡下で観察できるはずですが、そうした報告はありません。

つまり、「ガン細胞は分裂増殖しない」のです。全身の細胞が腸で生まれた赤血球によってつくられていくように、ガン細胞もまた赤血球が変化したものであり、細胞分裂で増えていくのではありません。

ガンの発生プロセスを見誤っていては、正しい治療法には到達しない

「ガンの三大治療」といえば「手術療法」「化学（薬物）療法」「放射線療法」ですが、これらはガン細胞が分裂増殖することを前提に考察され、分裂増殖の抑制を目的としたもので、その効果にははなはだ疑問があります。さらに悪いことに、ガン細胞だけを狙い撃ちして撲滅できるわけではなく、ほかの元気な正常細胞へのダメージは避けられません。

「ガンは分裂増殖する」というまちがった大前提から出発し、誤った治療法を確立した揚げ句に健康な細胞まで傷めつけてしまう。残念ながら、当時も現在もガン治療の根幹は変わっていません。

「腸管造血説」から出発すれば、ガンもよくなる

腸管造血説からガンの治療法を考えると、「ガンの三大治療」とはまったく

別の手段となります。なんらかの理由でガン化した細胞を赤血球に戻せばよいのです。

「赤血球と体細胞」「赤血球とガン細胞」は可逆的な関係があります。一度、体細胞なりガン細胞なりに変化しても赤血球へと逆戻りできるのです。ガン細胞を赤血球に戻してやればガンはよくなります。細胞の可逆性を促進する方法が「食事療法」と「断食」です。

ガンは西洋医学が考えるような局所的なものではなく、体質や赤血球の質が低下したために発生する「全身病」なので、体のあり方を根本からつくり直すために「食事療法」や「断食」が有効なのです。

ガン研究の権威からの横槍

国会では「ガンの三大治療」を否定し、食事療法（玄米・菜食）や断食こそがガンを治すと主張したのですから、当然、当時の医学界からは猛反発をくらいます。が、大々的に報道され、一大センセーションを巻き起こし、ガン治療に苦しむ多くの人から賛同を得て……とはなりませんでした。

どうやら、国会中継を見ていたガン研究の大御所の先生が、裏から手を回して記事にしないようにといってきたらしいのです。

「医学界にひとりで喧嘩を売った」「滅法《めっぽう》度胸がある」といわれることもありますが、私なんかは当時の「国会」が大したものだったと、そちらに感心してしまいます。世界的なスタンダードに基づいた日本のガン研究のあり方を、真っ向から否定する参考人発言を受け入れる度量があったわけですから。

そういえば、こんなことがありました。

私が演壇に立ち発言を始めてすぐのこと。堂々たる体躯の男性がひとり、会場の入り口に立つと軍隊式の折り目正しい動作で私に向かって一礼。後方の空いた席には目もくれず演壇の真ん前・真正面の席までまっすぐにやってくると、どっかと腰を下ろしたものでした。

その人物は中曽根康弘元総理。ほんの数秒の邂逅《かいこう》でしたが、「大人物だな」と思ったのを覚えています。中曽根元総理からは、後日「立派なご証言、成功を祈ります」と、墨痕淋漓《ぼっこんりんり》たるハガキが届きました。国会も、国会議員も、大したものだった時代のことです。

のちにアメリカ医学界は森下理論を援護射撃——石原

森下先生の信念に貫かれた国会証言

森下先生が国会で証言されたのは38歳と40歳のとき。60代の世界的なガン研究者にひるむことなく自説を展開し、ガン研究の問題点を鋭く指摘なさいました。

その当時、年間27億円もの巨額な税金がガン研究のために費やされていたそうです。しかし、ガン患者は一向に減らないどころか増加の一途をたどるばかり。成果がまったく見えないガン研究は根本的なところでつまずいているのではないか。こうした議題のもと、森下先生が証言なさったのでした。

当時の記録から、いろいろな発言を紹介しましょう。

ガン治療の権威である相手に対して「現代医学のピークに立っておられる先生であり、既成概念の頂点に立っていらっしゃる方ですから、既成概念を否定することは、御自分の存在を否定することにつながり、とうていできないことだと思います」と、森下先生。舌鋒鋭くとはまさにこのことでしょう。

「既成概念」の側の人々にとっては、傲岸不遜《ごうがんふそん》ともとれるご発言です。この点をうかがうと「若かった」と照れ笑いなさる森下先生ですが、研究者として真実を伝え、医師として人々の健康を守るという強い信念の迸《ほとばし》りだったと思うのです。

国会議員からも鋭い援護射撃

森下先生はガン研究の問題点として、そもそもガンの発生プロセスを読み違えていることをおっしゃっています。ガンが分裂増殖するという前提に立って研究がなされ、分裂増殖を止める治療をしているから効果がないのだと。

森下先生は「ガン細胞は分裂増殖しない。ほかの細胞同様、赤血球をもとにつくられたもので、赤血球に戻すように導けばガンは治る」という主張です。

斎藤憲三議員（東京電気化学工業株式会社［現ＴＤＫ株式会社］創設者）は、

「一方は、血液が変形してガン細胞をつくっていくのだ、一方ではガン細胞がひとつできると、これがどんどん分裂増殖していってたくさんになってくる。根本的にちがう」と、疑問を呈しています。

一体全体、どっちが正しいんだ?

という至極まっとうな感覚です。「結論によってはいままでガン研究に注ぎ込まれた費用が、まったく無意味だったことになりかねません」と斎藤代議士。文字通り「士《さむらい》」の気「士気」を感じます。国民の税金を預かっている議員として当然の疑問でしょう。

さらに、斎藤議員はこんな発言もなさっています。

「森下学説が正しくて、赤血球というものが幾多の機能をもっていて、これが一切の人間の組織を構成していくのだということが立証されたとしたら、いまでのお医者、医学者はどうするのですか。腹を切らなくちゃいけない」と、斎藤議員はガン研究のあり方を厳しく糾弾したのです。

森下先生は、ご自身が確立した腸管造血説に基づき、ガンの発生機序からその治療法として日本の伝統食が有効であることまで述べられました。さらに、動物性タンパク質食品の摂取を勧める栄養学の問題点の指摘にまで及びます。

話はちょっと飛びますが、皆さんは「マクガバンリポート」をご存知でしょうか?

1977年、アメリカのマクガバン上院議員が委員長となってまとめられた「アメリカ合衆国上院栄養問題特別報告書」(通称「マクガバンリポート」)のことです。

5000ページにもおよぶ膨大なリポートは、医療費が膨れ上がったアメリカで治療から予防へと軸足を移すために、健康の礎となる「食」について詳細に分析したものです。

リポートでは、アメリカ人の健康が阻害され種々の病気が蔓延している原因は、「肉食中心の食生活」にあると結論づけています。

ガン、心臓病、脳卒中などは、大量の脂肪、砂糖、塩分過多な食事が原因の「食原病」だとし、食事の偏りや過剰な栄養摂取が病気の原因になると、初めて明記した公の文書といわれています。その点でも大いに意義あるリポートといえるでしょう。

リポートでは動物性タンパク質食品を大量に摂取するアメリカ人の食生活を否定し、「理想的な食事」として、「玄米・菜食・魚」を食べる「伝統的な日本食」を挙げています。

アメリカの国家事業であるマクガバンリポートに先んじた森下先生の国会証言

このマクガバンリポートに先立つこと11年前、すでに日本の国会で森下先生は「伝統的な日本食」の健康効果を訴えていたのです。それなのに、森下先生の主張は残念ながら国民に届けられることはありませんでした。

現在、ガンで死亡する人数を人口10万人あたりで比較すると、日本はアメリカの約1・6倍。欧米では毎年約5％ずつガン死亡率が減っているにもかかわらず、先進国のなかで唯一日本だけがガンによって亡くなる人が増え続けているのです。

「気」＝生命エネルギーの知られざる重要性――森下

「気」の通り道で生まれる血液

東洋医学では、人体内に「気」が流れていると考えています。「気」とは宇宙や大自然、そして人体にも存在する、根源的な生命エネルギーともいえるものです。

「気」は人体内に走る「経絡」を通って体内を循環しています。経絡の概念は中国で数千年も前に誕生しましたが、その後は科学的な追究はほとんどされていませんでした。私はこの経絡でも血液がつくられることを発見し、「経絡造血」と命名しました。

「気」が血液の原料に

腸管造血では食べ物から赤血球がつくられます。一方、経絡造血では「気」を原料として赤血球がつくられるのです。そのプロセスを簡単に説明しましょう。

四次元に存在する「気」が体内に取り込まれたとき、チューブリンというタンパク質からできた細い脈管が発生します。私はこれを「チューブリン微小管」と名付け、その動きを観察してみました。

チューブリン微小管はやがて寄り集まって大きな管を形成し、そのなかを「気」が通り抜けるようになります。「気」が循環し始めると、そのエネルギーによって生命最小単位の微小生命体であるソマチッドが生まれます。ソマチッドは「気」を吸気成長してリンパ球（白血球の種）になり、リンパ球になったらヘモグロビンを含んで赤血球になるのです。

30億年分の進化を追体験する胎児

経絡造血の存在を示すのが「胎児」です。

海水に似た成分の羊水に包まれた状態で過ごす胎児は、胎盤を通じて母親から栄養を受け取り成長していきます。

物は当然食べられませんから、食物が原料となる腸管造血はできません。その代わりに、経絡によって血液をつくっているのです。

胎児時代は進化の追体験の時代といえます。私たち人間は、アメーバから人間に至るまでの30億年を10カ月でおさらいするわけですから、単純に計算すると1日1000万年ものスピードで進化していくことになります。膨大なエネルギー（気、スピリット…）が必要であることは想像に難くありません。

胎児の生きる力もさることながら、お母さんもすごい。1日1000万年ものエネルギーを胎児に供給できるのは、女性が宇宙と通じている、自分の腹のなかに宇宙を取り込むことができるということなのでしょう。

「気の流れ」をよくするためには――石原

見えないけれどエネルギーをもっている「気」は「電気」のようなもの

人体を縦に走る「経脈」、横に走る「絡脈」を合わせて「経絡」といいます。

経絡が合流したり枝分かれする場所、また経絡上にある「気と血」の出入り口となる場所が「ツボ」です。ツボを鍼《はり》やお灸、マッサージなどで刺激することで、ツボに対応する臓器の調子を整えることができ、体調不良の改善に役立ちます。

東洋医学では経絡の内部に「気と血」が通り、全身を循環していると考えていました。

「気」は目に見えませんが、働きのあるもの、エネルギーのあるもの。「元気」「勇気」「覇気」も「気」ですし、「病気」もまた、「気を病んでいる状態」と解釈できます。

「気≒電気」と考えるとイメージしやすいでしょう。電気そのものを見ることはできませんが、プラグをコンセントに差し込みスイッチを入れるとテレビがつくことで、「電気が通っているな」とわかります。

西洋医学の世界でも「気」は利用されています。心電図、脳波、筋電図。これらは人体の「電気現象」を数値化することで、その人の状態を把握するものです。

東洋医学の先見性に現代の科学が追いついてきた

東洋医学では、経絡を通る「気と血」の循環が滞ると病気になるとし、悪しき滞りを誘引するのが「血液の汚れ」と、実に明快な回答です。

それにしても、顕微鏡もなにもない数千年も前から、人体の本質的な構造と病気の原因——万病一元血液の汚れ——を東洋医学は一気に見通していたのです。医者が増えても病人は減らず、新しい病気がしょっちゅう発生する——現代の医療を見て、先人はなにをか思う、です。

東洋医学の理論に対する、「科学」による裏付けが着々と進んでいます。その筆頭にいらっしゃるのが森下先生です。

森下先生の「経絡造血説」によると、最初に「気」ありき。人体に取り入れられた「気」によって経絡が形成され、経絡内部に気が通るようになると、その刺激で血液が生まれるということです。

「気をしっかりもつ」といいますが、血液をつくる働きをもつ「気」を整えることは、身体的な健康にもダイレクトに影響するといえるでしょう。

常に前向きな気持ちでいること、よく笑うことで「よい気」が生まれます。私が出会った百歳長寿者たちは、皆よく笑い、よく話し、歌が好き。なかには、まだ恋心を忘れていない方までいました。「気」が衰えるひまなどありません。

「気」を高める食べ物

「気を開く」作用がある生姜とシソには抗ストレス作用もあり、ストレス過多の現代人には積極的に食べてほしいものです。

よい「気」でいるためには、きちんと塩分を摂取することも大事です。「天然塩」は「気」を高める効果が高いので、「ちょっと元気がないな」「気分が乗らないな」というときは天然塩そのものをなめるのもおすすめです。梅干、塩気をきかせた漬物などを口に入れるのもいいでしょう。気持ちがピッと引き締まります。

塩のパワーについては、次節で「気能値」という新しい観点から森下先生にご説明いただきましょう。

「気能値」を測れば、食材のエネルギーがひと目でわかる――森下

生命力の強さを数値化した「気能値」

最近では食品の気能値の測定依頼が増え、研究所にいるときは全国各地から送られてきたさまざまな食品の気能値をせっせと調べています。「食べ物」への関心が高まることは喜ばしいと思いつつ、一見豊かに見える日本の食事情ではありますが、その陰で不安を覚えている人が多いのだと感じてしまいます。

「気能値とは初耳だ」という方も多いでしょう。これは「そのモノのもつ生命力を示す値」です。測定器から発せられた標準波動に、対象物の波動がどこまで接近しているかで値が決まります。気能値が高い食品はそれだけエネルギーに満ちているのですから、人間にとって有益ということになります。

各種の塩の気能値を測定したところ納得の結果が出ました。上位3点などは気能値が95％を超え、「気のかたまり」といってもいいでしょう。興味深かっ

たのが、てっきり高い数値を示すと予想していた「死海の塩」の気能値が、非常に低かったことです。不思議に思って死海の塩の化学分析を調べてみると、ナトリウムが24％しか含まれていないことがわかりました。ナトリウムの含有量が「気」の強さを左右し、気能値を決定づけるようです。

気能値でわかった「人間は腎臓から死ぬ」

旧ソ連のコーカサス地方の長寿村で出会った長寿者の各臓器の気能値を測定したところ、興味深い結果が出ました。

ご協力いただいた長寿者は120〜143歳。胃、十二指腸、小腸、大腸、肝臓のほか、大脳皮質、視床下部、脳下垂体、そしてストレス、免疫に関する気能値を測定したところ、あるひとつだけがマイナスの数値で、そのほかはすべてプラスを示しました。

マイナスを示していたのは「腎臓」。腎臓以外は、あと10年、20年は余裕でもちそうな気能値でした。陸に上がった生物は腎臓から死んでいくのです。人間もしかり。私はこの現象を「腎死《じんし》」と名付けました。

「腎死」は、海水のように潤沢な塩分に包まれた環境から陸に上がった動物の宿命といっていいでしょう。陸上生活に適応するためには、腎臓でつくった尿から、水と塩を再吸収する必要がありますが、この作業によって腎臓には強い負荷がかかるのです。腎臓を長持ちさせるには、腸で健康な赤血球をつくり腎臓に供給することが重要といえます。

図表6-1　塩の気能値

種類	気能値
高気塩「海幸」	98.0
開岩竹塩	97.0
雪塩	95.0
仁山竹塩	94.5
マウンテンソルト	94.0
自然塩（久高島）	94.0
自然塩（壺入）	93.0
屋我地島の塩	92.5
河野氏自家海水塩	92.0
アルペン・ザルツ	85.5
死海塩	25.5
アジシオ	20.5

図表6-2　砂糖の気能値

種類	気能値
沖縄・粟国黒糖	89.5
沖縄・こだわり一番糖	80.0
含蜜・甜菜糖	58.5
三温糖	29.0
グラニュー糖	24.5
アスパルテーム甘味料	22.0
白砂糖	20.0

気能値とは生命エネルギー値。100点満点の相対値で表している。
（森下長寿研究所「気能医学教室」・提供）

図表6-3　さまざまな食材の気能値

米	気能値
玄米（有機米）	95.0
五分づき米（有機米）	89.0
白米（有機米）	79.0
玄米（通常米）	72.0
五分づき米（通常米）	54.5
白米（通常米）	41.0

野菜・海藻類	気能値
海藻類	89.4
トウモロコシ・豆類	84.8
ニンジン・ゴボウ・生姜	83.8
ネギ類	83.4
キノコ類	82.7
葉菜類	82.6
トマト類	81.5
キュウリ・ナス類	76.9
キャベツ・レタス類	76.8

肉類	気能値
鶏肉類	35.8
豚肉類	25.5
牛肉類	24.6

魚介類	気能値
カニ類	83.8
イワシ類	83.3
貝類	82.3
干物	80.3
エビ類	77.6
ニシン類	75.6
魚卵	69.4
鮮魚類	68.8
カツオ類	66.2
刺身	65.7
ウナギ類	60.3

香辛料・調味料	気能値
調味料	83.4
漬物	82.5
香辛料	81.3

その他食材	気能値
玄米みそ	88.5
梅干	88.5
キムチ	82.5
七味唐辛子	80.0
紅茶（ダージリン）	76.5
コーヒー	40.0

写真からの「気」で寿命がわかる

天才、森下敬一博士はＭＲＡ（磁気共鳴血管画像）を改良した器械で人から発散される「気」の力（気能値）を測定して、その人が長寿になれるか、短命に終わるかを推測されている。

今のデジタル写真ではなく、以前の、フィルムが感光して映し出される写真から出ている「気」の量で、写っている人の寿命が推測できるのだという。

１９５７（昭和32）年に94歳で亡くなった世界的な植物学者の牧野富太郎博士（１８６２～１９５７）や、広辞苑の著者の新村出《しんむらいずる》先生（１８７６～１９６７）など、長生きされた方々の現存している写真を今、測定しても発せられる「気」が旺盛（気能値が高い）で、長生きされた理由が十分うかがい知れるという。

一方、「俺らはドラマーー♬」と甘い声とマスクで歌っていた22歳頃の光り輝く石原裕次郎さんの写真から出ている「気」の力は弱く、52歳で〝早逝〟された理由が理解できるという。

写真には、その本人の「気」が写し出されているのであるから、その人は写真の中で、いまだに「生きている」とも言える。

欧米の家の中にも、日本の家の中にも亡くなった父母や祖父母の写真が飾られていることが多いが、ある面「気」を通して、お互いに意志を通じ合わせているのかもしれない。

コラム

霊との交流

本書を執筆中、(2017年12月)面白いニュースが飛び込んできた。

ロンドン北部にある1820年に建築されたレンガ造りのアパートに引っ越してきたシアン・ジェイムソンさん(26歳)は、壁に飾ってあった100年以上前にこの家に住んでいたロバートさんの肖像画が気にかかった。何日後かの夜、彼が現れ「1時間くらい愛し合った」「彼はとても優しく体を愛撫《あいぶ》してくれた」という。

友人に話したところ「夢を見ていたのだろう」と一笑に付されたが、「彼の肉体のあらゆる部分を感じたし、最高のセックスだった…」とシアン嬢。

ロバートさんの肉体はこの世には存在しないのだから、彼の霊がシアン嬢の肉体と心（気、スピリット、霊）を刺激した結果の現象と考えられる。

白血球の減少について

白血球は、30億年前に誕生したアメーバ様の原始生命、と推定される。

白血球の数は、血液1㎕中に4000〜9000個である。

3000/㎕以下になると、「白血球減少症」と診断され、白血病や再生不良性貧血などの難病が隠れていないかが危惧《きぐ》されるものの、「白血球減少」が白血病などに結びつくことは滅多にない。

これも、安保徹先生との対談のとき、教えてもらったが「白血球減少は、体のエネルギー(気、スピリット…)不足のサイン」だという。

確かに冷え症で体力のない人の白血球数は少ない。

リウマチ、シェーグレン症候群、強皮症などの自己免疫疾患は、漢方医学的には「冷え」が大いに関係して起こる病気だ。

西洋医学では「膠原病《こうげん》」の診断基準に「白血球減少」がある。これで話は符合する。

白血球は、生命の根源の細胞と考えると納得がいく。

白血球の中でもマクロファージこそが、原始細胞でそれから、リンパ球や好中球など、他の白血球が分化してできてきたと考えられている。

数日間の人参ジュース断食前後に白血球の検査をすると、断食後にはマクロファージが増加することが多い。

つまり「断食は生命力を強くする」との証明になる。

最近、断食（空腹）の効能が、次々に明らかにされている。

(1)Sirtuin《サーチュイン》（長寿）遺伝子の活発化…2000年に米国マサチューセッツ工科大のL．ギャランテ教授発表

(2)胃からのグレリンの分泌…記憶中枢の海馬《かいば》の血行をよくし、記憶力増強、ボケ予防に役立つ。他に自律神経失調、うつの改善、心臓機能の強化をする

(3)免疫力の増強

(4)autophagy（オートファジー）（自食作用）…細胞内のウイルス、老廃物、不用のタンパクが処理される（この理論により大隅良典《おおすみよしのり》博士が2016年のノーベル医学・生理学賞を受賞された）

日本人の低体温化と病気の増加

1957（昭和32）年の日本人の脇下の平均体温は「36・9℃」あったという。我々医師が座右の書にしている医学大辞典の「日本人の体温」の項にも「36・89±0・

34℃」とある。低い人で「36・55℃」、高い人では「37・23℃」ということになる。しかし、私のクリニックに来院される患者さんの体温は必ず測ることにしているが、「35・8〜36・2℃」の人がほとんどで「36・5℃」以上ある人は稀だ。この60年間で約1℃低体温化していることになる。

その原因は、

(1)筋肉運動、労働の不足…体温の40%を産生する筋肉を使うウォーキングや家事労働量の減少、不足

(2)極端な塩分の制限…体温を上げ、気力を増す「塩」を高血圧の元凶と悪物扱いし極端な減塩を強いてきた

(3)水分の摂取過剰…日本人の死因の2位（心筋梗塞《しんきんこうそく》）と4位（脳梗塞）である血栓症の予防と称し、体を冷やす作用のある「水分」を「こまめに摂る」ことを推奨

(4)体を冷やす食物の摂りすぎ

などがあげられる。

図表7　体を冷やす陰性食物と体を温める陽性食物

	陰性食物（青・白・緑）	陽性食物（赤・黒・橙・黄）
タンパク質	牛乳、卵白	チーズ、肉、魚、卵黄
炭水化物	うどん、白米、白パン	そば、パスタ、玄米、黒パン
豆類	大豆、豆乳、豆腐、冷奴	納豆、味噌、醤油、マーボー豆腐、うす揚げ、小豆
ゴマ類	白ゴマ	黒ゴマ
野菜	葉菜（サラダ、レタス）	根菜、海藻、漬物、煮物
果物	南方産（バナナ、パイナップル、ミカン、メロン、レモン、パッションフルーツ）	北方産（リンゴ、サクランボ、ブドウ、ベリー類）
甘味	白砂糖、クリーム、ケーキ等洋菓子	和菓子（アンコ、カリントウ）、黒砂糖、ハチミツ
調味料他	酢、マヨネーズ、油、カレー	塩、味噌、醤油、メンタイコ、佃煮、漬物
水分	水、緑茶、コーヒー	紅茶、番茶、こぶ茶、ハーブティー

図表8　色でわかる陰性食物と陽性食物

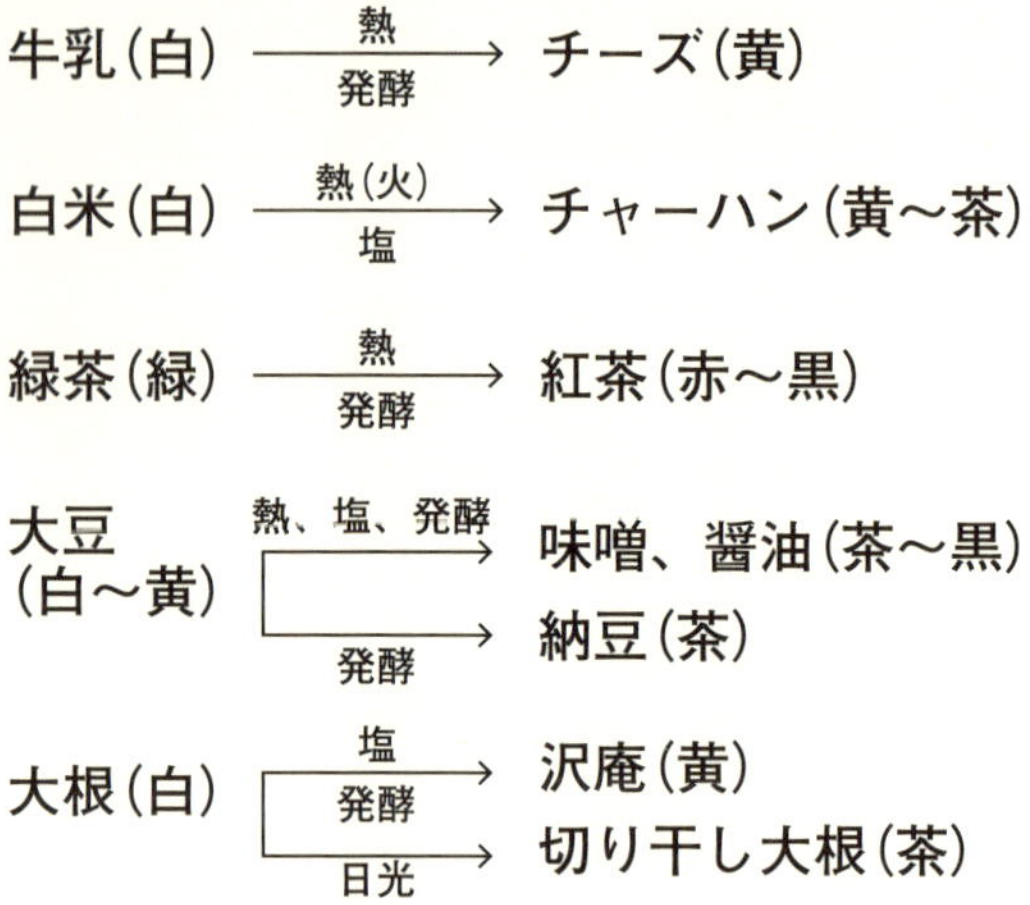

西洋医学、栄養学では食物の価値は、タンパク質、脂質、糖、ビタミン類、ミネラル類などの5大栄養素、および含有カロリーで決められる。しかし、漢方医学では食べると体を冷やす「陰性食物」、逆に体を温める「陽性食物」を厳然と区別し、健康増進や病気治療に役立ててきた。

夏にビール、トマト、キュウリ、スイカ、冷奴を食べると旨いのは、これらが体を冷やす陰性食物であるからだ。

冬に、肉、卵、ネギ、しょう油などで「すき焼き」をつくって食べるのは、こうした食物が体を温める陽性食物であるからだ。
「陰性食物」「陽性食物」は外観の色で判別できる。

雪は白く冷たいし、緑の葉は夏に触っても冷たい。赤や橙《だいだい》色をした太陽や火は熱いし、物を燃やすと黒くなる。よって、外観が「青・白・緑」の食物は「陰性食物」、「赤・黒・橙・黄」の食物は「陽性食物」ということになる。つまり「陰性食物」は「気」が少ない食物、「陽性食物」は「気」を多く含んだ食物と言える。

なお、色が濃くても、トマト、カレー、コーヒーは、それぞれ南米、インド、エチオピアなど熱帯・亜熱帯産の食物なので体を冷やす。

熱帯に住む人は、ただでさえ暑いのだから、そこでできる食物は体を冷やすようにつくられている。まさに天の摂理だ。

「摂理」とは**「神の意志・意思」**の意である。

なお、体を冷やす「陰性食物」も以下のごとく、熱（火）、日光、塩など「気」（スピリット、エネルギー）を加えると体を温める「陽性食物」に変わる。「発酵」という現象も酵母や細菌などの「原始生命」に近い生命体の生命活動現象によって行われているので、「気」（スピリット、エネルギー）が増すと考えてよい。

低体温化、つまり体熱の低下は種々の病気を惹起《じゃっき》する。

1℃の体温低下は、約30％の免疫力の低下をもたらすとされている。ガン細胞は35・0℃で増殖し、39・6℃以上になると死滅するという。

こうした医学的解釈によると、体熱の低下は「熱」（気、エネルギー、スピリット）の低下なのだから生命力の低下を招く。

それは最近、日本に蔓延している「うつ」「抑うつ」患者の増加に直結している。

川の水は0℃で凍るが、海水は「マイナス2℃」で凍る。塩は「0」カロリーであるが、「2℃」の力（エネルギー、気、スピリット）があるのだ。

寒いからこそ、体を温める「塩」をおのずとたくさん摂ってきた東北地方の人々。今では、東北の人々の塩分摂取も、60年前の摂取量（約28g）の3分の1以下である1日10g以下にするよう指導されている。その結果、東北地方の人々の体温が下がり、「うつ」「自殺」「リウマチ」「肺炎」など、体熱（気、スピリット、エネルギー）不足の病気が蔓延している。

水を冷凍庫に入れると硬く凍るし、宇宙の物体は冷やすと硬くなる。よって、日本人の低体温化が血液中で血栓という塊をつくる脳血栓（梗塞）、心筋梗塞という病気の増加を招いたと言ってよい。

体熱（気、エネルギー、スピリット）の不足が原始生命の生き残りである「白血球」の減少という目に見える形で表れてきているのはすでに述べた。

あらゆる病気を防いでくれる白血球の減少は免疫力の低下をもたらし、ありとあらゆる病気の発生を促すことになるのだ。

第4章

自殺について

人はなぜ自殺するのか

欧米やイスラム教の世界では自殺は犯罪とされている。

キリスト教では「生命は神から与えられたものなので、その生命を自分勝手に断ち切るのは言語道断」ということになる。

17～18世紀のイギリスは「自殺大国」で、自殺は「イギリス病」とも言われていた。自殺は犯罪である故、自殺者の葬儀は行われなかったし、自殺未遂者は投獄された。１９６１年、自殺法の成立で、自殺は犯罪ではなくなった。

「生涯一回でも、動物や昆虫などを殺しても、地獄行き」とされるくらい仏教では、殺生を厳しく禁じている。よって自分の生命を殺す自殺の罪は重い。

イスラム教では、殺人、自殺は厳禁なので、イスラム社会では、他の国々より、自殺率は低い。万一、自殺をすると「地獄に落ちる」。但し「聖戦（ジハード）の犠牲者は天国に行く」とされているので、自爆テロなどが度々、起こるのであろう。

日本人の自殺者は、１９７８（昭和53）年～１９９７（平成９）年は、２万

5000人台を推移していたが、1998（平成10）年に、3万2000人となり以後も増加していった。

2006（平成18）年に「自殺対策基本法」が制定され、翌2007（平成19）年の「自殺総合対策大綱」によって、種々の自殺防止策が論じられた。

それが奏功し、以後、徐々に自殺者の数が減少した。2016（平成28）年には2万9984人となった。

自殺の原因として、

（1）**病気**
（2）**金銭問題**（失業、会社の倒産、借金……）
（3）**家庭内の人間関係**
（4）**職場での人間関係**……就職失敗、上司からの叱責《しっせき》や仕事を評価されない

などがある。

1990年代の後半、自殺者が増加したのは、経済が悪化し、失業者や倒産が急増したからとされている。

2010（平成22）年以降、自殺者はどんどん減少しているが、10～20歳代の若者の自殺者は減少していない。日本人の15歳～34歳の人たちの死因の1位が自殺である。これは、先に述べたように日本人（とくに若者）の低体温化と深く関係していると、私は確信している。

自殺者の男女比は世界各国共通しており、だいたい男＝7、女＝3の割合である。その理由として、「男は、女より攻撃性や衝動性が強いから」とか「女性は、死にたいと思ったときに周りに相談するが、男はそれができない」「男は、自殺の手段として、未遂に終わらないような致死率の高い方法を選ぶ」などがあげられている。

しかし私は、「男性は筋力以外は、忍耐力をはじめとする生命力が女性より弱いからだ」と思っている。

さて、自殺者の90％は「うつ病」か「うつ状態」であるという。

自殺者の多い国として、ハンガリー、フィンランド、スウェーデン、ロシアなど北欧の国々、日本では秋田県、青森県、岩手県、新潟県……等々の「北国」があげられる。

つまり、日照量（気の量）が少なく、寒い国である。寒くて「気」が不足しがちな東北の人々は、それを克服するために、「気」が食べ物中の最大の「塩」を多量に摂ってきた。

約60年前で、秋田県や青森県の人々の1日の塩の摂取量は30g近くあった。それが、今は、減塩運動が浸透し、1日10g以下になるよう指導されている。

その結果「東北の人たちの体温が下がった」などということは西洋医学は認識していない。

この低体温ゆえの、漢方医学で言う冷え（気の不足）の病気である、うつ、自殺、肺炎、リウマチ等々の膠原病が増加している。

よって「うつ」や「抑うつ気分」に悩む人は、113ページで示した陽性食物（色の濃い「気」の多い食べ物）をはじめ、塩、味噌、醤油、メンタイコ、塩ジャケ、チリメンジャコ、漬物、佃煮《つくだに》など塩の効いた食物をしっかり摂るべきだ。本能が欲するなら。

そして、運動、入浴、サウナ、岩盤浴などで「熱」と「気」を体内に横溢《おういつ》させる必要がある。

作家はなぜ自殺が多い？

自殺した欧米の作家をあげると、フセーヴォロド・ガルシン、ジャック・ロンドン、ヴァージニア・ウルフ、シュテファン・ツヴァイク、アーネスト・ヘミングウエイ等々、錚々《そうそう》たる〝顔ぶれ〟である。

日本でも、北村透谷、有島武郎、芥川龍之介、太宰治、火野葦平、三島由紀夫、川端康成、田宮虎彦、江藤淳とたくさんいらっしゃる。

自殺する人は「うつ病」または「うつ状態」の人で、体質的に陰性（〝気〟の不足した）体質の人がほとんどだ。

西洋医学には、そういう考えはないが、漢方医学では2000年も前から、体質を陰性（冷え症）、陽性（暑がり）の2つに峻別《しゅんべつ》し、健康増進や病気治療に役立ててきた。

冷え症の人や冷えで起こる病気（陰性病）には、陽性食品（色が濃い、塩気の利いた食品）をしっかり食べさせて、体を温め、熱過剰で起こる病気（陽性病）には、体を冷やす食物（水分、生野菜、果物、酢……）を存分に与えて、余分な熱を取り去り、それぞれ体質を中庸にもっていき病気を治す、というものだ。

図表10（128～129ページ）でご自分でチェックされるとよい。女性は陰性体質の傾向で、男性は陽性体質の傾向になるはずだ。

ただ本当の陽性体質は「ずんぐり、むっくり、赤ら顔で、頭の禿《は》げた高血圧のおじさん」という表現で端的に表される今や絶滅危惧種の人たちだ。

男性でも色白、長身で目が大きく……という人は陰性体質である。一言で言え、と言われたら「40歳すぎても、髪の毛が多い男性、とくに、白髪になる人」は陰性体質である。

陽性体質は、活動的、活発で楽天的、よくしゃべるので、会社の社長、営業職などに向いている。逆に陰性体質の人は、どちらかというと、悲観的、内向的で、室内で緻密な仕事をコツコツと根気よくできるタイプだ。学校の先生、大学教授、宗教家、銀行員、税務署の署員、作家には、頭の禿げた陽性体質はごく稀で髪の毛の多い陰性体質の人がほとんどである。気をつけて観察されると合点されるだろう。

図表9　【陰・陽】のすべての事象表

	陽（乾・熱）縮	間性	陰（冷・温）拡
宇宙	・太陽、夏、昼		・月、冬、夜
色	・赤、黒、橙、黄	・黄〜薄茶	・青、白、緑、藍
体質	・男性、とくにハゲ頭 ・暑がり、血圧高め ・筋力あり、活発 ・便秘がち		・女性、男性でも白髪 ・冷え症、低血圧、下痢（または便秘） ・体力がない、朝弱く、よいっぱり
かかりやすい病気	・多血症（高血圧、心筋梗塞、脳梗塞） ・脂肪肝、肝炎 ・痛風 ・欧米型のガン（肺、大腸、すい臓、前立腺） ・糖尿病		・低血圧・下痢・肺炎 ・胃炎・胃ガン・乳ガン ・子宮体ガン・うつ病 ・自律神経失調症 ・リウマチ・むくみ ・心不全・膠原病・貧血 ・カゼ・結核・胃潰瘍 ・便秘・卵巣ガン ・潰瘍性大腸炎 ・精神病・アレルギー ・バセドウ病・腎臓病 ・白血病・虫歯
食物	・塩（天然塩）・梅干し ・たくあんなど漬け物 ・味噌・醤油・チーズ ・肉類・卵・魚介類・魚 ・日本酒・赤ワイン ・焼酎のお湯割り・ネギ ・タマネギ・ニラ・ニンニク ・生姜・根菜類・ゴボウ ・ニンジン・レンコン ・ヤマイモなど・アズキ ・黒豆・黒ゴマ・紅茶	・玄米 ・黒パン ・きび ・大豆 ・黒砂糖 ・ハチミツ ・カボチャ ・イチゴ ・リンゴ ・サクランボ ・ブドウ ・プルーン ・サツマイモ	・白パン・牛乳・酢 ・植物油・バター ・精白糖・カレー ・化学薬・清涼飲料水 ・ビール・ウイスキー ・コーヒー・緑茶・菓子類 ・ケーキ・豆腐・トマト ・葉菜類（レタスなど） ・熱帯・温帯（南方）のくだもの ・バナナ・パイナップル ・マンゴー・カキ ・キュウリ・レモン・スイカ ・ウリなど

自殺した作家の写真を見られるとよい。頭の禿《は》げた陽性体質の人はいないはずだ。つまり、「気」の量が少なく、「冷え」の体質をもつ人に自殺者が多いことがわかる。よって先にも述べたように、塩をはじめ体を温め「気」を多く含んだ陽性食物をしっかり食べることが「うつ」「自殺」予防になるわけだ。

「女性は陰性体質なのに、なぜ自殺が男性より少ないいか」という疑問がわく方もいらっしゃるだろう。

それは、女性は、妊娠、出産、授乳、育児……という任務を歴史的に背負ってきたゆえ、子どもの生命を含め、自分自身の生命を大切にしようとする本能が強いからだと言ってよい。

男は短時間の性交が終わると生殖、子育てに関しては、ほとんど関与しなくてよい。しかし女性は10カ月近くも、胎内に子どもを宿した後も授乳・育児が待っている。生を守ろうとする本能が強いのはあたり前なのである。

B	C
中程度	長身
どちらともいえない	柔らかい
どちらともいえない	猫背
どちらともいえない	面長
年齢相応	多い（年取ると白髪）
どちらともいえない	細くて長い
二重で細かいか一重で大きい	大きくて二重瞼
白くも黒くもない	色白～青白い
どちらともいえない	小さい、かすれる
どちらともいえない	ゆっくりとして穏やか
どちらともいえない	ゆっくりとして弱々しい
どちらともいえない	消極的、暗い、悲観的
36.5度前後	低め
中程度	弱い
正常範囲内	低め
ふつう	あまりない
ふつう	軟便か、細くて便秘気味
黄色	薄くて透明に近い
7回前後	8回以上か4回以下

＋11点以上→強い陽性体質　＋10～＋4点→陽性体質
＋3～－3点→間性（ちょうどよい）　－4～－10点→陰性体質
－11点以下→強い陰性体質

図表10　陰性か陽性か自分の体質がすぐわかる！　チェック表

			A
□	1	身長	中程度～低い
□	2	肉づき	固太り
□	3	姿勢	背筋まっすぐ
□	4	顔つき	丸顔
□	5	髪の毛	薄い（ハゲ）
□	6	首	太くて短い
□	7	目	細くて一重瞼
□	8	肌の色	赤～褐色
□	9	声	太くて張りがある
□	10	話し方	早くて攻撃的
□	11	行動	速くて力強い
□	12	性格	積極的、自信満々、楽天的、明るい
□	13	体温	高め
□	14	脈拍	強い
□	15	血圧	高め
□	16	食欲	大いにある
□	17	大便	太くて硬い
□	18	尿	濃い
□	19	尿の回数	5～6回／日

↑A、B、Cから自分に当てはまるものチェックしてください。
A＝＋1点、B＝0点、C＝－1点として計算します。

自殺願望をもつ人へ

私も時に、自殺願望をもつ「うつ病」の患者さんの診察をすることがある。そのとき、いつも次のように話す。

「〝抑うつ傾向〟〝自殺願望〟は精神が病んでいる状態です。それなのに肉体の命を絶っても意味がありません。病んだ精神（魂）は、あの世へ行って引き続き苦悶《くもん》することになりますよ。だから、自殺するのを思いとどまってください……」と。

コラム

うつ病

「心の風邪」ともいわれる「うつ病」の生涯有病率は10パーセントを越え、年齢のピークは20〜30歳代、45〜50歳と2相性である。

「うつ病」の症状としては、
①やる気がなくなる
②考えがまとまらず、集中力、決断力がなくなる
③1日中、気分が落ち込む
④物事に興味や喜びを感じなくなる
⑤仕事の能力が落ちミスが多くなる
⑥睡眠が浅く、夢を多く見、早朝覚醒《かくせい》をする
⑦食欲が落ち、体重が減る
⑧自分はこの世に存在している価値がない、と思う
⑨死にたい、と思う
⑩励まされると、あせり、かえって悪化する
……などが一般的なものである。
しかし、こうした精神的症状が前面に出ず、
〈1〉**消化器症状**……食欲不振、胃のむかつき、便秘や下痢

〈2〉**循環器症状**……動悸《どうき》、息切れ
〈3〉**痛み、こり**……肩こり、頭痛、うなじのこり
〈4〉**風邪様症状**
〈5〉**全身倦怠感**

等々の身体症状が前面に出てくる「仮面うつ病」で発現してくることもある。いずれの症状も「気」の不足の症状である。

うつ病の人は、「午前中調子が悪く、午後から改善してくる」という傾向がある。それに一番、影響しているのが体温である。つまり、うつ病の原因は「冷え」＝「低体温」＝「気の不足」にあると、自然医学では考える。

よって、日頃から筋肉運動や労働、入浴、サウナなどで体を温め、塩、味噌、醤油、赤身の肉、卵、チーズ、魚介類、根菜類など体を温める「気」の横溢《おういつ》した陽性食物を存分に摂ると治療の原動力になる。

とくに、生姜とシソの葉は「気を開く」――つまり「気分をよくする」作用があるとして「うつ」に頻用される漢方薬「半夏厚朴湯《はんげこうぼくとう》」の成分にもなってい

るので、日常的に生姜やシソの葉を繁用されるとよい。

「すりおろし生姜」を味噌汁、納豆、豆腐、煮物、そば、うどん、醤油…等々に「旨い」と思う量を入れて食べたり、熱い紅茶に、すりおろし生姜とハチミツまたは黒糖を「おいしい」と思う量を入れて、1日3杯を目途《めど》に飲まれるとよい。

シソの葉は、味噌汁に入れたり、漬物やてんぷらにして食べるとよい。

シソの葉10グラムをコップ1杯の水で煮て半量にし、1日3回に分けて温服するのもよい。

さて、漢方医学では、「うつ病」「抑《よく》うつ気分」が発症する前に「梅核気《ばいかくき》」という症状が先行して発現してくる、としている。「梅核気」とは「喉《のど》に梅干しの種子でも詰まったような感じで、飲み込もうとしても飲み込めない、吐き出そうとしても吐き出せない」症状で、声が枯れたり、やたら咳《せき》払いをしたくなったりもする。西洋医学でも「梅核気」に相当するものを「ヒステリー球」という。

こうした症状が出たら「うつの始まり」と考え、先に述べた対策を講じるとよい。

第5章

宗教について

宗教について

世界にはおそらく、何千、何万という宗教がある。

どの宗教の教祖様も神から啓示を受けたり、インスピレーション（霊感）で神の意思を感得したりして、とかく間違いや罪を犯しがちな人間に正しく生きていく道を教義として示してくれている。


私の50年来の親友に、トルコのイスタンブールの大学で教授を長年務め、工学博士でもあるイブラヒム・オズベック君がいる。彼とイスタンブールのガラタ橋にある魚介類と野菜を供するレストランで食事しているときのこと。

「神様は唯一無二の存在であり、神という山頂に登っていくための、種々の道がそれぞれの宗教だと俺は思っているが君はどう思う？」とイスラム教徒である彼に尋ねてみた。どういう答えが返ってくるかと興味津々であったが、「結實ベイ（ベイ＝beyはトルコ語で〝さん〟の意味の敬称）、その通りだ。俺もそう思うよ……」

との応答。

私は神の存在は強く信じているが、とくに帰依している宗教はない。しかし、70年近く生きてきて「人生こうあるべきだ」と悟ったことは、簡単に言うと次の3つだ。

(1)謙虚…神様や周りの人々、自然に対して常に謙虚であること。

(2)感謝…神様や周りの人や物に常に感謝の気持ちをもつこと。

(3)利他…周りの人や物を喜ばせ、幸せにすること。

この3つを実行できれば、神様にも喜んでもらえるし、人間関係もスムーズにいき、犯罪も起こらないし、戦争など勃発《ぼっぱつ》しようもないと信じている。

これは、神様（エネルギー、霊、スピリット、気…）のつくり賜うた最高の傑作といえる私たちの人体の構造、機能を鑑みれば、納得がいく。

腕は腕のためにあるのではなく物を取ったり、ハシをもったり、器械をうごかしたり……などなど、体（全体）が動物としての機能を果たすためにある。

胃腸は、胃腸のために存在するのではなく、食物を消化して、体（全体）に栄養を行きわたらせるために存在している。

白血球は、白血球のために生きているのではなく、外から入ってくる病原菌やアレルゲン、体内でできる老廃物やガン細胞を貪食《どんしょく》して体（全体）の健康維持に役立っている。

脳は、脳のためにあるのではなく、体内のあらゆる臓器の機能をコントロールし、また、生きていくための情報の収集や解析を行っている。

体内のあらゆる臓器、器官、細胞は、自分自身のためにでなく、体（全体）のためにその役目を遂行するよう「神」によってつくられている。

よって、こうした細胞、臓器よりなる人間も、他人のため、社会のため、国家のため、世界のために働いてこそ、神の意志にそうものと考えられる。

つまり「利己」ではなく、「利他」の生き方をすべきなのである。あらゆる宗教の教義は、まさに「利他」の心を涵養《かんよう》するためにあると思われる。

「利他」の精神について

私たち人間は誰しも、「金銭欲」「出世欲」「名誉欲」をもっているものだ。

しかし、離れ小島に1人暮らさなくてはならなくなった場合、こうした「欲」は何の意味もなくなる。なぜなら、私たちは1人で生きていけるものではなく、人々が支え合うなかで生きているからだ。よって、自分を満足させるより、まず他人、周りの人々を喜ばせることのほうが大切だ。

「呼吸（吐いて吸う）」

人はオギャーと息を吐きながら生まれ、息を引き取って死んでいく。「呼吸」（呼《は》いて吸う）、「give and take（ギブアンドテイク）＝与えて取る」「出入口」「出納帳」「損益計算書」のごとく、宇宙、小宇宙にたとえられる人体、日常生活、経済の原則もすべて、出すほうが先で成り立っている。

よって、他人を「思いやる」ことこそ、人生の基本といえる。

「思いやり」を表現するには、「言葉」が大切になる。日本語で「言葉」は「言霊《ことだま》」といわれるように、その人の魂（スピリット、気）の表れだ。

「行く言葉が美しければ、来る言葉も美しい」という韓国の言葉があるが、明るく美しく、思いやりのある言葉を使うと相手からも同様の言葉が返ってくる。思いやりの言葉によってなされる行動や動作も美しくなり、お互いによりよい関係が生まれるものだ。

逆に、喧嘩のときは「売り言葉に買い言葉」の如く、互いに悪い言葉でののしりあい、事態が悪化していく。言葉は使い方により、相手を喜ばせもするし、怒らせもするわけだ。

動物にはなく、人間にしかない「心のありよう」に「恩」がある。他人から受けた親切や思いやりの言動に対して、感謝の気持ちを心や形にしてお返しするのが「恩」だ。

「どうぞ」にあたる英語は「please（プリーズ）」だが、これは「喜ばせる、満足させる」という意味の動詞である。「please」は「利他」の心が入った言葉と言えよう。

「喜び」「感動」「共感」「感謝」などのプラスの感情と同様、「他人のために何かをやるという奉仕」の精神は、副交感神経の働きを促し、精神の安寧《あんねい》をもたらしてストレスを取り除く。それによって、免疫細胞の働きを強め、肉体の病気のみならず精神の病気の予防や改善に役立つことがわかっている。

英語にも、

Do to others as you would be done by.
（あなたがやってもらいたいと思うことを他人にやりなさい）

という言葉がある。

「感謝の気持ち」について

日常生活の中で、誰もが使う「ストレス」（stress）という言葉をつくり、その概念を打ち立てたのは、カナダのハンス・セリエ博士（1907～1982）だ。「心身に負担が加わると、交感神経や副腎《ふくじん》が刺激されて　アドレナリンやコルチゾールなどのホルモンが分泌され、血圧や血糖値が上昇する。これは体が力を出し、外敵や心身への負担と戦おうとする防衛反応であるが、長く続くと病気が発生してくる」。これが「セリエのストレス学説」である。

このストレスから逃れる最良の方法が「感謝の気持ち」をもつことだ。

セリエ博士は自らガンを患ったが、西洋医学の治療を拒否し、「自分はストレスの多い生涯を送ったから、ストレスをとることで何とかガンを克服したい」と種々の方法を試みた。

最後に「西洋人には希薄だけど、東洋人独特の〝感謝の気持ち〟をもつことが心を安寧にし、ストレスをとるのに一番大切」と悟り、毎日、周囲の人たち、自然、神、自分の置かれている環境などに「感謝の気持ち」をもって生活したところ、見事にガンを克服できたという。

東京帝国大学医学部出身の塩谷信男医師（1902～2008）は、2002（平

成14）年に100歳になられたとき、『100歳だからこそ、伝えたいこと』（サンマーク出版）を上梓《じょうし》された。

その中で「百年生きて言えることは、いつも明るく、前向きに、愚痴をこぼさず感謝の気持ちをもって〝こうなるんだ〟と断定的に思い込むと、100％実現する」と述べておられる。

私たちは、1人で生きていけるものではなく、自然や周囲の人々の助けの中で生きている、というか生かされている。

よって、自然（太陽、月、空気、水など）や神（造物主）への感謝、父母や先祖への感謝、教え、導いてくださった先生や師匠への感謝、何かと助けてくれ心の支えになっている兄弟姉妹をはじめ、周りの人々への感謝。そして、周囲の植物や生命がないと思われている物体などにも感謝の念をもつことは、心の安寧をもたらし、副交感神経がよく働いて、ストレスがとれ、白血球の力も増し、病気の予防や改善に役立つことが科学的に証明されている。

「病気」に罹《かか》った場合、「病気」は私たちのそれまでの生活習慣の誤りを指摘しているのだからと、むしろ「病気」に感謝して、これまでの生活習慣を反省すれば、免疫力が増して、病気は治りやすくなる。

同様に、自分にふりかかってきた「悪い（ように見える）こと」もむしろ「ありがたい」と思うとよいだろう。

「悪いこと」の後は、耐えて努力をしていれば「良いこと」が起こるものだし、「悪いこと」が起こったとき、謙虚に反省すると、これまで自分の至らなかった点もおのずと見えてくるものだ。

ともかく、自暴自棄にならず「人事を尽くして天命をまつ」の心境でたゆまぬ努力をしていれば、必ず事態は好転し、「起こることはすべてよし」「苦あれば楽あり」という結果になるものである。

70年近く生き、これまで、実に多くの〝老若男女〟とお会いしてきた。

その中でも「謙虚」「感謝」「利他」の精神そのものの生き方をされた最高の人と確信をもって言える人物が、上智大学名誉教授の渡部昇一先生だ。

2017年4月17日にご逝去され、2017年5月30日に上智大学の聖イグナチオ教会の主聖堂で追悼ミサが行われた。安倍晋三総理、麻生太郎副総理、稲田朋美防衛大臣（当時）をはじめ、約700人が参列された。

石原慎太郎元東京都知事が友人代表としてお別れの辞を述べられた。

神父様の追悼のお言葉を拝聴しているときになぜだかわからないが、「渡部先生は神様のすぐ近くに昇天されている」という確信に似た感情が湧《わ》いてきた。

先生は、日本をこよなく愛する愛国主義者であり、敬虔《けいけん》なクリスチャン（カトリック教徒）であられた。

私が35年間、毎月一回発行している健康紙「自然療法」の2017年6月1日号に掲載させていただいた、渡部昇一先生への哀悼文が次のものである。

巨星墜つ――渡部昇一教授の死

2017年4月17日、午後1時55分、上智大学名誉教授、渡部昇一先生がご逝去

された。昭和5年10月15日、山形県鶴岡市のお生まれだから、享年86歳と6カ月。
先生は上智大学大学院修士課程修了後、ドイツのミュンスター大学に留学され、ＰｈＤ（博士号）を取得されている。
日本の博士号と違い、ドイツの博士号は、ドイツの優秀な研究者が何年かかっても取得できないほどの超難関な学位だと、小生の友人の慶應大学ドイツ語教授のクナウプ先生がおっしゃっておられた。渡部先生は留学されてたった3年で取得された。

その後、帰国されてからは上智大学の講師、助教授、教授を歴任され、71歳の時、ご退任、名誉教授になられた。

ご専門は英語学であるが、ドイツ語、ラテン語などの語学に通暁される他、日本や世界の歴史、宗教、文学、経済学、地理学等々ありとあらゆる学問に対して幅広く奥深い知識をお持ちになっており、まさに博覧強記、walking《ウォーキング》 dictionary《ディクショナリー》（歩く辞書）の代名詞そのものの日本一、否、世界一の学者であられた。

7〜8年前、当時の東京都知事の石原慎太郎先生ご夫婦、首都大学東京の高橋宏理事長ご夫婦、鳥飼重和弁護士ご夫婦と、小生と愚妻で、渡部先生のご自宅を訪ねたことがある。

合計300坪もあろうかという立派な3階建ての1階のみが先生ご家族の居住スペースで、2階、3階はすべて15万冊の蔵書を収める書庫になっていた。大学の図書館並みの蔵書である。中には、1冊数千万円から1億円もするという、ヨーロッパで15世紀に出版された初版本もある。

ともかくも、度肝を抜かれ、圧倒されながら書庫を見学させてもらい、その後はイタリア料理のシェフが目の前で調理した料理に舌鼓みを打ちながら、音楽家の2人の令息のチェロとバイオリン、ワインに酔いしれ、夜更けまで長居をしてしまった。

伊豆にある小生のサナトリウムにも平成12年から毎年6月と12月の2回、計30回以上も保養に来て下さった。その前後に会食をさせていただいたし、東京でも会食に呼んでいただいたので、私は合計50回くらい、世界一の学者と会食させていただいたことになる。

その折、歴史、文学、語学、社会情勢……何をお尋ねしても、即座に「立て板に水」のごとく、回答してもらえる。さすが、「知の巨人」と言われている世界一の学者だと再認識させてもらったものだ。

だから、先生なら**「死なない方法」**を会得されておられるのでは……と潜在意識下で思っていたので、今回のご逝去は大ショックだった。

亡くなられる3日前の明け方に、先生の夢を見てとめどなく涙があふれた。まさかその3日後になくなられるとは知らず、「何だろう」と思っていた矢先の訃報であった。

シェークスピアが残した**〝Man is mortal（人は死すべきもの）〟**の言葉が身にしみた。

先生は学者としてだけでなく、謙虚で人格高潔、清廉潔白な方だった。知らない方からの手紙にも必ずすぐに返事を出された。私が送る書簡には必ず手書きの文章と、奥様の達筆の手紙も添えられて戻ってきた。

15～16年前のある日、先生から小包が送られてきた。開けてみると大金が入っていた。「これはいただけません」と送り返したら、すぐさま「これは先生の研究のためのお金です。お使いください」という短いが、とうてい拒否できない力強い文言とともに再び送られてきた。その後、「そのお金はどう使った？」などという恩着せがましいことは一切おっしゃらない。

人の詮索《せんさく》をしたり、悪口を言われることもなく、愚痴《ぐち》も一切おっしゃらない。まさに上品、高貴な大学教授、学者であられた。

生涯で五百数十冊の書を出されているが、昭和50年の『腐敗の時代』で日本エッセイスト・クラブ賞を受賞された。その後の昭和51年の『知的生活の方法』、昭和52年の『英語の語源』は、100万部超のベストセラーになった。ノーベル生理学・医学賞受賞のアレキシス・カレルの『人間、未知なるもの』の邦訳者も先生である。

その先生と対談させていただき、上梓した『東洋の智恵は長寿の智恵』『健康と長寿の極意』（いずれもＰＨＰ研究所刊）の2冊は、私の生涯の宝物であり誇りである。

ご逝去の翌日、超過密スケジュールの合間を縫って、安倍首相が渡部先生宅を弔問に訪れられた。首相のフェイスブックにも、「高い学識に裏打ちされた渡部先生

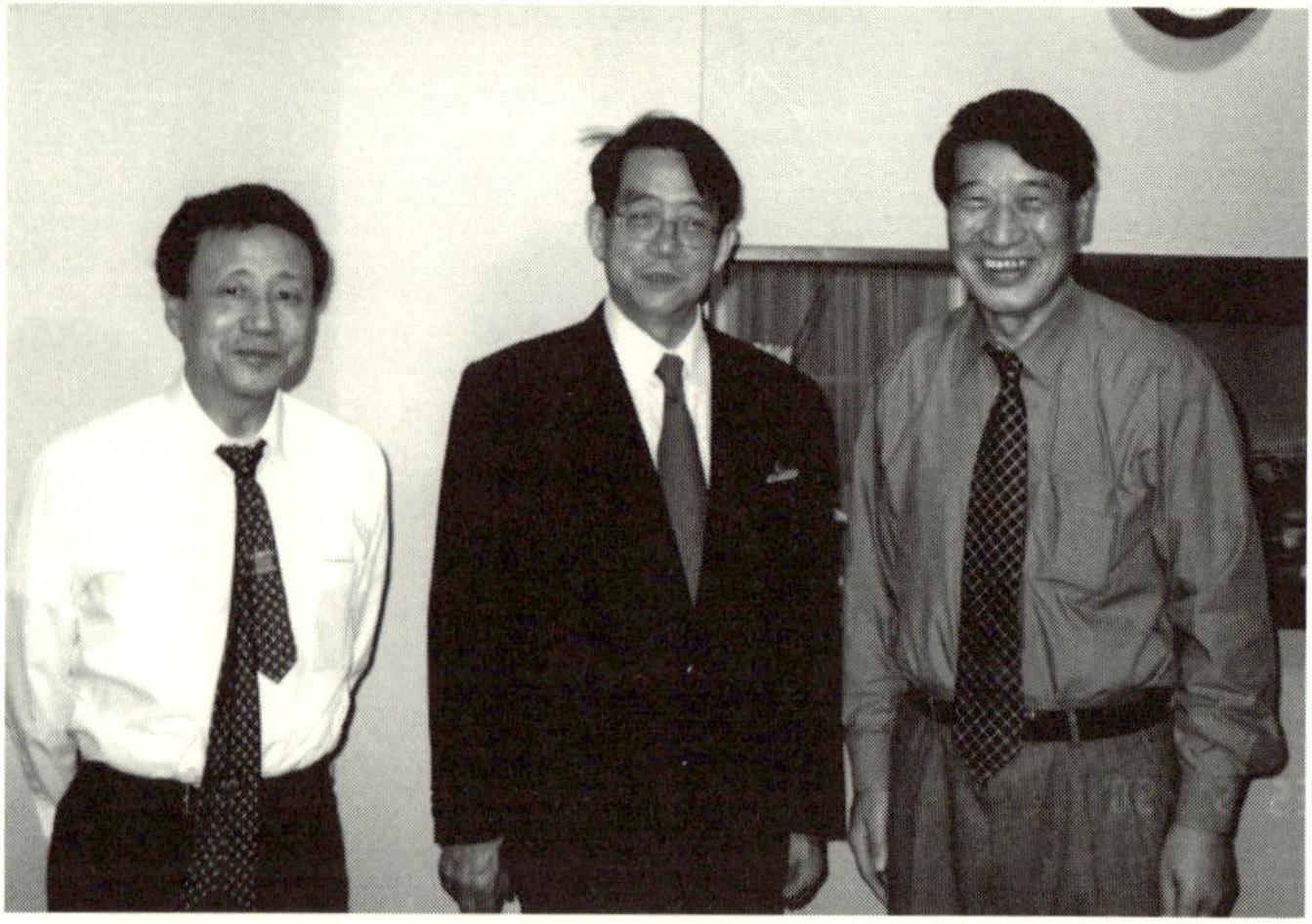
中央＝渡部教授、右＝山田弁護士、左＝石原

の鋭い論評活動に感銘を受けた方は、私だけではないでしょう。……心から敬意を表したい」とのコメントが掲載されている。

写真は15年前の渡部昇一教授(中央)と、右は私の長崎時代からの親友の山田正彦弁護士（元・衆議院議員、元・農林水産大臣）と私である。

山田先生は民主党員であったゆえ、思想・信条に若干の相違はあったろうが、渡部先生を深く尊敬されていた。

「謙虚」「感謝」「利他」の精神を貫いて、美しい生き方をされている長堀正良僧正もここにご紹介したい。

94歳、長堀正良大僧正

往年の相撲ファンならご存知の柏鵬時代（1960～1969）の横綱・柏戸《かしわど》（山形県東田川郡櫛引町：現・鶴岡市出身）の実家は、長堀僧正のお寺の檀家である。長堀僧正は1924（大正13）年生まれで今年94歳。曹洞宗勝源寺のご住職である。

顔はツヤツヤでほとんどシワもなく、立ち居振る舞いも柔らかく、頭脳明晰、理路整然と話され、ボケのカケラも感じさせない。いつもニコニコ柔和な顔をされ、常に謙虚である。

年に6～7回、東京の私のクリニックや伊豆の健康増進施設を訪れられるが、「先生のおかげでこんなに元気にしています」と純朴な東北訛《なま》りの言葉で何回も感謝の言葉を発せられるのが常だ。そして、その都度、私やスタッフに「こんなにたくさん！」と驚くくらいの量の山形のフルーツや漬物、お菓子などのお土産をもってきてくださる。

毎日早起きして仏様への感謝の「日々のお勤め」を行われる。

礼拝は、両手両膝、額を地面に投げ出す「五体投地」を30回ほど繰り返されるという。

お経は1回につき30分から40分程度唱え続ける。一息をできるだけ長く保たせるため、日頃から坐禅《ざぜん》の呼吸法の訓練は怠らない。

呼吸の「呼」とは吐く息、「吸」は吸う息であり、まず、息を吐き切ってから、鼻から丹田に向けて息を吸い込む。吸ったら、いったん止め、またゆっくり吐き出すという一連の呼吸をくり返す。「一息大吉祥」ともいい、息ができることのありがたみにその都度、感謝されるという。「長生きは長息から」である。

食事は常に感謝の念をもって食べられる。1口ごとに箸《はし》を置き、30回ほどかむ。食材はできるだけ地元で収穫されたものを摂る。とくにフルーツ王国、山形県に豊富に採れるリンゴ、ブドウ、ナシ、サクランボ、柿などは毎日食べる。健康の原則**「身土不二《しんどふじ》」**の実践である。

ここ20年くらいの食生活は、

（朝食）人参、リンゴ、梅醤番茶《ばいしょう》、生姜紅茶、焙煎食《ばいせんしょく》（玄米、胚米、ゴマなどの粉末を湯に溶く）を各1杯　ハチミツ、黒糖、ふ菓子を1本

（昼食）生姜紅茶、青汁、そばや玄米パン、ゆでたサツマイモなど

（夕食）野菜や納豆、魚などの和食をおかずにしてご飯にはゴマ塩を多くふりかけて食べ、味噌汁をとる

というもの。

今年94歳の体は足腰の痛みもなくしゃんと伸び、姿勢は70歳代にしか見えない。「完全燃焼を希《こいねが》い、消光を保持しながら生かされている人生を有り難し、在る難し、感謝多々」が僧正の座右の銘である。

2018（平成30）年の正月、長堀大僧正に、死生観について尋ねてみた。「人間の生命も含めて、万物、森羅万象は宇宙の1つのところより来ているので、死んだら、そこに戻っていくのですよ」との答えが返ってきた。

本著でも述べてきた、spirit《スピリット》（霊、気…）の故郷に戻っていくとの意味であろう

と解釈した。

宇宙は英語で〝universe《ユニバース》〟という。

「uni…」とは「1つ」の意味で〝universe〟＝〝combined into one〟（結合して1つになったもの）という意味で「天地万物」「森羅万象」のことである。

宇宙の森羅万象は「7」で支配されている

旧約聖書の「創世記」に「神は6日間で創世の御業をなされた後、7日目に休まれた」とある。つまり、7日間で天地創造されたことになる。

「ラッキー7」という言葉もあるが、宇宙の種々の現象は「7」に支配されている、というか、影響を受けている。

カトリック教では、
①傲慢　②強欲　③怒り　④ねたみ　⑤怠慢　⑥色欲　⑦暴食
を7つの大罪としている。

仏教で死んだ人を供養する日が初七日、二《ふた》七日、……四十九日（7×7）である。

十姉妹《じゅうしまつ》、文鳥などの小鳥では、親鳥が抱卵を始めて、14日目（7×2）にひなが誕生する。チャボや鶏など少し大型のトリでは、同じく21日目（7×3）にひなが誕生する。

女性の月経の周期は28日（7×4）が標準である。

「妊娠したかもしれない」と婦人が産科医を受診すると「最終月経の初日はいつですか」と尋ねられ、たとえば、「1月10日です」と答えると「出産予定日は、10月17日です」と医師の答えが返ってくる。

それを聞いて「すごいな！」と思われると思うが、何のことはない。最終月経の初日に「9カ月＋7日」を足して計算するだけのことだ。7日は1回の月経の平均的な継続日数である。

月経が始まって14日（これも7×2）後くらいが、排卵期であるから、精子と卵子が受精して母胎内で成長して、赤ん坊として誕生するまで約8カ月と3週間＝（8×30＋21）＝261日ということになる。「7」で割ると37週＋2日となり、「2日」が余るが、宇宙の「7の原則」から考えると、本当は7×37＝259日なのかもしれない。

往年の映画ファンならご存知の、マリリン・モンロー主演映画に「7 year itch」（7年目の浮気）というのもあった。

このように、宇宙の森羅万象が1つの法則に支配されているのである。

よって、宇宙は〝universe〟（uni＝1つの）と言うのかもしれない。

コラム

人は怨霊になれるのか

2017年12月、富岡八幡宮（東京）で元宮司の富岡茂永容疑者が、姉で宮司の富岡長子さんを日本刀で惨殺して自殺した。富岡八幡宮が創建されたのは1627年。最初は永代嶋八幡宮という名称で、現在の名称になったのは1946年からだ。

事件直前に書いた遺書で「長子さんを永久に追放し、自分の長男を宮司にすることを要求し、それが実行されなかったら、怨霊《おんりょう》となり役員とその子孫を永遠に崇《たた》り続ける」と述べている。

神様を一般の人々に仲介する神職＝宮司の言動とはとても思えない。「謙虚」「感謝」「利他」とは正反対の身勝手な思考で、神様が許しを与えてくださるはずはない。

「怨霊」とは「強いうらみをもっている人の霊が災厄をもたらすもの」であるが、この「霊」は殺人を犯した人などの霊ではなく、菅原道真や平将門など死後に同情された善人の霊である。年間、何十万人もの参拝客がある超有名神社の神職を務めたこの人は、「神、霊、気」「謙虚」「感謝」「利他」などについてまったく悟り得なかった人と言ってよい。

この人の霊が「役員とその子孫を永遠に崇り続ける」ことを神様（霊、気、spirit）が許し給うとは、とても思えないが……。

2018年正月の富岡八幡宮の参拝者は激減、すぐ近くにある「深川仲町通り商店街」も甚大な被害を受けている。

日本人の魂そのもの＝宗教

日本人の中の、仏教、キリスト教および、神道を信仰する人を合計すると2億人を超すという。日本人は実際1億3000万人弱しかいないのに。

キリスト教徒、イスラム教徒、ユダヤ教徒など、一神教の人々にとって〝incredible! unbelievable!（信じられない！）〟のは、こうした日本人の宗教観である。

毎年、12月24～25日のクリスマスにはプレゼントを交換したり、さまざまなイベントが催され、多くの日本人にとってクリスマスは国民的行事である。日本を仏教国と思っている欧米をはじめ、諸外国の人々の目にはまさしく奇異な光景に映る。

子どもが生まれると神道の「お宮参り」をし、結婚式はキリスト教のチャペルで行い、死ねばお坊さんがやってきて念仏を唱え、戒名を授ける。このように「いい加減」な宗教観をもつのが日本人だ。

「いい加減」というのは「無責任な」という意味ではなく、「ちょうどよく、調節された」という意味である。物事にこだわりをもたず、よい面、よいところは何でもとりいれるのが、日本人の懐の深さを象徴している。

日本人の考え方、物の見方、言動そのものが「謙虚」「感謝」「利他」など、さまざまな宗教の教義の根幹と一致する。

聖徳太子の「和をもって尊しと為す」の一文に、日本人の美しい言動の魂が集約されているのである。

つまり、日本人の考え方、物の見方、言動は、「日本教」という宗教なのである。

1995（平成7）年の阪神淡路大震災や2011（平成23）年の東日本大震災により、住む家を失い、道路も寸断され、電気、ガス、水道も止まり……という壊滅的な打撃を受けたときも、日本人の行動は冷静であった。暴動は起こらず、犯罪もほとんど発生しなかった。外国のメディアやその報道を視聴した外国人たちは、日本人の冷静さや謙虚さに衝撃を受けたという。

天才物理学者、アルベルト・アインシュタイン（1879～1955）が日本に来たとき、「こんなに素晴らしい国が地球上に、否、この宇宙に存在しているとは…！」と感嘆の言葉を発したという。

大正末期から昭和の初めにかけて駐日フランス大使を務めた詩人のポール・クローデル（1868～1955）は、1943（昭和18）年に「日本人は貧しい。しかし高貴だ。世界でどうしても生き残ってほしい国民をあげるとしたら、それは日本人だ」と言った。

この日本人と日本を世界で一番愛してくれている国民がトルコ人だ。

1890年9月16日にトルコの軍艦エルトゥールル号が和歌山県沖で沈没したとき、串本町《くしもと》の漁民が何人もの乗組員を助け上げ、自宅に連れ帰って、暖を取らせ食事を与えたという美談が、トルコの小学生の教科書に今でも掲載されている。

日本が日露戦争に勝利したとき、イスタンブールでは提灯《ちょうちん》行列で祝ってくれた、という。今でも市内には「ノギ通り」「トーゴー通り」がある。

イラン－イラク戦争でイラクが「イラン－イラク間の航空便を無差別に攻撃する。ただし、48時間の猶予を与える」と宣言した（1985年3月11日）。その折、日本の民間人がイラン側に閉じ込められた。このとき日本の自衛隊は憲法上助けに行けないので、トルコ航空が助け出してくれた。しかも、救出の順序を自国民（トルコ人）より優先してくれたという。

数年前に安倍首相がトルコを訪問された折、トルコのエルドアン大統領はアジア大陸とヨーロッパ大陸の間に存在する、ボスフォラス海峡の海底を通っている地下鉄へと首相を案内した。地下鉄はアジアとヨーロッパの中間地点でぴたりと止まり、目の前の壁には名前が並んで刻まれていたという。アジア側には安倍晋三首相、ヨーロッパ側にエルドアン大統領。

義理人情を重んじる点で、トルコ人と日本人はよく似ている。そればかりか、トルコ語と日本語の文法がなぜこんなに似ているかというくらいに酷似している。語順、語尾の変化など、まったく同じなのである。

トルコ人の古老たちの中には、トルコ民族は東アジアに起源をもつもので、日本人と民族的に同根だという人もいる。

トルコ最大の都市イスタンブールは、黒海がエーゲ海へと続くボスフォラス海峡にまたがって存在する。西側がヨーロッパ、東側はアジアだ。イスタンブールにはブルーモスク、アヤソフィア寺院などの史跡や東ローマ帝国の最後の居城ルメールヒサリ城も存在する。東洋と西洋が融合した幻想的な都市である。

エーゲ海岸にはトロイの遺跡やマリア様が居住された家、円形競技場など古代ギリシャ時代の遺跡がひしめいている。

トルコ人は、もともとアジア人ではあるが、オスマントルコ帝国時代に近隣諸国はおろか、ヨーロッパの東半分くらいを支配していたので、アジア人、ヨーロッパ人、アラビア人……と民族的には種々の人種が入り混じっている。若い人は美男美女が多い。

イスラム教徒が90％以上を占めるが、世俗主義で、宗教と生活が分離されている。よって他のイスラム諸国では絶対禁止のアルコールも飲むし、離婚もする。その「いい加減さ」は日本人と相通ずるものがある。

40数年前に初めてイスタンブールを訪れたときは、中世の都市の雰囲気が漂い、市街地を馬車が悠々と走っていた。しかし、数年前に訪れたイスタンブールは、西洋の都市よりも西洋的と言っていいくらいのモダンな近代的都市に変貌していた。

たまたま、イスタンブールのレストランで隣り合わせた23歳のトルコ人の男性アリ君が「自分は無神論者だ」と宣《のたま》ったので飛び上るほどびっくりした。イギリスの大学を卒業したというインテリではあるが……。他のイスラム圏で「無神論者だ」などと言うと大変なことになるだろうに。

コラム

戒律とイスラム

戒律の厳しいイスラム国であるエジプトで、歌手シャイマ・アーメドさん（女性）が2017年11月16日に公開した新曲のミュージックビデオで「バナナにミルクをかけて卑猥《ひわい》な食べ方をした」罪で逮捕された。12月12日「姦淫《かいいん》と不道徳を扇動した罪」で裁判所は懲役2年の判決を下したという。

1979年のイラン革命後に女性の「ヘジャブ（スカーフ）」の着用が義務

化された同じくイスラム国のイランで２０１７年末へジャブを棒の先に吊《つ》るして、強制着用への抗議デモを行った女性29人が「公共の秩序を乱した」として、逮捕された。このように、イスラムの国々では、戒律、道徳が厳しいのである。

　それにしても、トルコの青年アリ君の能天気さには驚かされる。他のイスラム国で「無神論者」などと言わないことを祈る。

第6章

天国と地獄

相似の論

「同じような形の物には、同じような働きがある」というのが、漢方の**「相似の論」**である。

飛行機は鳥に似せてつくっているし、船は魚に似せてつくられている。

色白で水太りの人はやたらと水分をとりたがるし、ケーキ、白パン、白砂糖、サラダ（葉野菜）など白くてフワーッとした食物が好物だ（相似の論）。

そうした人が「やせたい」といって受診されると、ゴボウ、人参、レンコン、玄米、黒パン、黒糖など、硬くて色の濃いものを食べるよう指導する。

人間、60歳もすぎると、尻は垂れ下がり、太ももは細くなりシワがより、下半身がなんとなく寂しくなってくる。

「老化は脚から」と言われる所以《ゆえん》だ。よって、足腰を強くして老化を防ぐには、ウォーキング、スクワットで下半身の筋肉を鍛える必要がある。人間の下半身は、植物の根に相似する。

よって老化を防ぐために日頃、ゴボウ、人参、レンコン、ネギ、玉ネギ、山芋を常食すべきだ。キンピラやとろろそばなどにして。

この理論を応用した「老化予防、若返り」の漢方薬「八味地黄丸《はちみじおうがん》」は文字通り8つの生薬よりなり、次の5つまでが「根」の生薬である。

・**山薬**《さんやく》…山芋または長芋の根茎
・**地黄**《じおう》…アカヤジオウの根
・**沢瀉**《たくしゃ》…サジオモダカの塊茎
・**牡丹皮**《ぼたんぴ》…ボタンの根皮
・**加工附子**《かこうぶし》…トリカブトの塊根を熱処理して毒性を低下させたもの

他の3生薬は山茱萸《さんしゅゆ》の果肉、茯苓《ぶくりょう》(サルノコシカケの菌核)、桂皮(クスノキの桂皮、シナモン)である。

八味地黄丸は「足腰の冷え、むくみ、痛み、インポテンツ、夜間頻尿《ひんにょう》、こむら返り」など、下半身の症状に効き目があるが、「疲れ目、かすみ目、老眼、白内障、耳鳴り、難聴」にも効く。足腰の弱りと目、耳の弱りは並行するからだ。

夜間（時に昼間も）に、下肢に激痛が走る「こむら返り」の妙薬は「芍薬甘草《しゃくやくかんぞう》湯《とう》」だ。これは芍薬の根と甘草の根からできている。だから、人間の根にあたる下肢の「こむら返り」に効くのである。

「八味地黄丸」は別名「腎気丸《じんきがん》」とも言われる。漢方医学の「腎」は西洋医学の腎臓も含め、生命力そのものをいう。よって、下半身が弱って老化した状態を「腎虚」という。

「腎」つまり「生命」の「気」（エネルギー、スピリット）が虚した状態である。「老化」とは、「生」から「死」へ移行していく「生命の気」（エネルギー、スピリット…）が失せていく状態と考えられる。

よって、土の中に生きている「根菜」から「地の気」をいただくと老化予防になるし、肉体的「死」を遅らせることができる。

約30億年前に地球上に生命が誕生し、その後、分化、分裂、進化を遂げ、人類の誕生までの〝劇〟は神様による壮大な実験である。

「神はご自身と同じ形のものをつくり賜うた…」とキリスト教の教義に記されているが、「相似の論」から考えると「ご自身と同じ形の物をつくり賜うた」というのは大いに首肯できるのである。

ギリシャ神話には人間の形をした諸々《もろもろ》の神々が出現するが、古代ギリシャの人々は、神と人間の関係について正鵠《せいこく》を射た思想をもっていたというか、神と人間の真理を見事に感得していたと私は思っている。

よって、我々は死を迎え、肉体の生命が終焉《しゅうえん》すると、肉体はそのふるさとの土に帰り、精神は「はじめに光ありき」と逆方向の光（気、スピリット、エネルギー）となって、やはり、光、気、スピリット、エネルギーの発祥の場所、「神の領域」へ帰っていくものと思われる。いわゆる天国にである。

天国は、光（気、エネルギー、スピリット…）の世界である故、映画やテレビに映し出される映像の如く、人や動物を光がつくりだし、人工頭脳をもつロボットと人間が会話できるように、昔、離別した父母や兄弟、友人、知人とも会話が可能で

あろう。

霊感（inspiration→spirit＝霊）の力が強い人が現世の中にもいて、死人と会話したり、死後の世界を認識できるのは、まさにこの光、霊、気、エネルギーの力である。

天国にも階級があるなどという説を唱える人がいるが、私にはわからない。ただ、宇宙の「気、霊、スピリット、エネルギー」から、地球上に有機物がつくられ、生命が発展したことを考えると、肉体の死後は「気、霊、スピリット、エネルギー…」がふるさとの天界、神のもとへ還っていくと、「科学する」ことができるのである。

全知全能の神は、現世での我々の行動はご存じのはずだ。よって、現世での悪業は天国で裁かれることは大いに考えられ得る。

だから、現世では「謙虚」「感謝」「利他」の精神で美しい行いを積んでおきたいものである。

天国

天国（heaven）

キリスト教（聖書）では「人間は肉体と霊が合わさってできている生命体であり、死ぬと肉体は土に還るが、霊の意識は霊体の状態で生き続ける。霊体は、天国や地獄のどちらかへ行かねばならない」としている。

〝heaven〟は〝天、空、天空〟などの意味もあるが、ふつうは「天国、天界、楽園、極楽」を指している。

よって、

go to heaven＝昇天する、死ぬ

be in heaven＝天国にいる、死んでいる

という意味がある。

キリスト教による天国の描写、説明の最大公約数的なものは、

苦しみ、悲しみ、叫び、死といった辛苦、苦悩、苦悶が一切存在しない、愛と平和と喜びが満ちあふれている、地上人には想像のつかない天上にある理想的な世界である。ここでは、神の御顔《おかお》を拝顔でき、天使もいて神の御子、イエス・キリストが放つ栄光の光によって輝き、信者の死後の霊が祝福されるところである。

創造主である神を信じ、神の御子イエス・キリストを救世主として信じてきた人は、天国に召され、そうでない人は、地獄へ送られるという。

地獄

地獄（hell）

「神を信じないで死んでいった人が霊体の状態で永遠に焼かれ続け、永遠に苦しみが続くところ」と聖書はしている。

英語で〝infernal regions〟（極悪、非道の場所）とも表現されているように、神様を信ぜず現世で極悪非道の行いをした人たちが陥るところなのであろう。

イタリアの詩人ダンテ（1265～1321）が天国と地獄の様子を詳細に綴《つづ》っている。

地獄篇

地獄は地下に存在するすり鉢状の空洞で、棚が設けられており、現世で重い罪を犯した人ほど下方の棚に行かされる。

一番底は地獄の中心で水があり、大悪魔（サタン）がいる。

地獄の住民は永遠に天国に行けず、未来永劫《えいごう》、苦しみ続けるという。

煉獄《れんごく》篇

サタンのいる脇にある地下道を通って昇り、地球の反対側（エルサレムの反対側）にある場所。

円盤を下から重ねたような世界で、上に行くほど小さくなる。

煉獄界とは「天国と地獄との間にあるところで、死者の霊が天国に入る前にここで火によって浄化される」という。

円盤

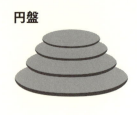

すり鉢

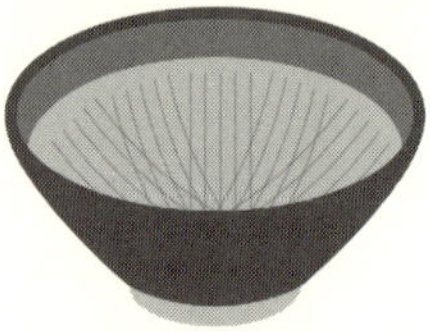

浄化された霊は下から上に一段ずつ昇り、七冠の煉獄の段を昇り切ると最上界の山頂、つまり地上の楽園＝天国に達するという。

天国篇

天国には月、水星、金星、太陽、火星、木星、土星、恒星の第一天から第八天が存在し、この上にも「第九原動天」「第十至高天」があり、ここには天使たち、諸々の聖人が住んでいるという。

仏教の教えも、キリスト教の教えと酷似している。

キリスト教でいう天国は仏教では「極楽」で、「究極の安楽」の場所である。英語で、極楽は〝the Buddhist heavens〟（仏教徒の天国）と訳されている。

「極楽浄土」の説明の最大公約数的なものは、

「一切の苦しみは存在せず、唯々、たくさんの愉楽《ゆらく》のみが存在する。あちこちに美しい水を満々とたたえ、底には金の砂がしきつめられている池が存在している。池には赤・青・黄・白の大きな蓮《はす》の花が咲き乱れ、その花からは、それぞれの色の光が放たれている。周りは芳醇な香りで満たされ、常に涼しいそよ風が吹いている。金・銀で彩られた楼閣へ昇る階段には金・銀他の財宝が飾られ、どこからともなく心地よい音楽が流れてくる。

青・黄・赤の派手な色のオウムなどの鳥も飛び交っている。

お腹がすいたらいつでも超美味な食を楽しめる……」

というものだ。

一方、地獄は、

「現世で悪いことをした人が死後に落ちて種々の苦しみを受けるところ」であり、地獄には「生前犯した罪の軽重を審判する閻魔《えんま》大王がいる」という。

このように、まったく異なる宗教の天国と地獄の概念は、驚くほど酷似している。

老子の言葉に「天網恢々疎《てんもうかいかいそ》にして漏らさず」とある。

「天の（張り巡らした）網は、粗大でゆるいが、悪人を漏らすことがない」という意味だ。

英語でこの諺《ことわざ》とまったく同じものが、

Heaven's vengeance is slow but sure（vengeance＝戒め、仇討ち）

（天罰は、ゆっくりしているが（遅くとも）必ずある（来る））

である。

私が尊敬してやまなかった渡部昇一上智大名誉教授が生前、「我々人間は、真夜中の明るい部屋の中で生活しているようなものです。外の様子はまったく見えませんが、外（神）からは丸見えなんですよ」とおっしゃったことを昨日のことのように覚えている。

何千年、何万年をこの地球上で生きてきた人類が、種々の出来事を通して感得してきた「スピリット、霊、気…」などによる現象は正《まさ》しく、造物主（神様）の意志であり、結論は、「悪事を犯さず、正《ただ》しく、まっとうに生きなさい」ということであろう。
「お天道さまは、いつも見てござる」のである。

Good-by(e)

本書は、ここで終了しようとしている。
「さようなら」である。

日本語の「さようなら」は、
あなたがそう言うのなら
子どもが待っているというのなら
友人と待ち合わせがあるのなら
体調が悪く病院を受診するのなら
など、
「左様であるならば」→「左様なら」の意味だ。

「さようなら」はフランス語では〝Au revoir《オーヴォアー》〟、ドイツ語では〝Auf wieder sehen《アウフ ヴィーダー ゼーエン》〟、
ロシア語では〝Dosvidanja《ダスビダーニャ》〟
中国語で〝再見〟など、すべて〝See you again〟（また会いましょう）
の意味である。

それなら、英語の〝good by（グッバイ）〟は、というと、

May God be by you（神があなたのそばにいらっしゃいますように）

という意味だ。

賛美歌の「神ともにいまして」の一番の歌詞が今述べたことをすべて表現している。

神ともにいまして
ゆく道をまもり
あめのみ糧《かて》もて
ちからを与えませ

また会う日まで
また会う日まで
神のまもり
汝《なんじ》が身を離れざれ

【著者プロフィール】

石原結實（いしはら・ゆうみ）

1948年、長崎市生まれ。長崎大学医学部を卒業して血液内科を専攻。後に同大学院博士課程で「白血球の働きと食物・運動の関係」について研究し、医学博士の学位を取得。

スイスの自然療法病院、B・ベンナークリニックやモスクワの断食療法病院でガンをはじめとする種々の病気、自然療法を勉強。コーカサス地方の長寿村にも長寿食の研究に5回赴く（ジョージア共和国科学アカデミー長寿医学会名誉会員）。現在イシハラクリニック院長の他、伊豆で健康増進を目的とする保養所を運営。著書は『水の飲みすぎが病気をつくる』『一日一食』（ビジネス社）、『生姜力』（主婦と生活社）、『東洋の知恵は長寿の知恵』（PHP研究所：渡部昇一氏との共著）、『ガンが逃げ出す生き方』（講談社：安保徹教授との共著）、『生きる自信』（海竜社：石原慎太郎氏との共著）他、この40年間で300冊以上にのぼる。

米国、ロシア、ドイツ、フランス、韓国、中国、香港、マカオ、台湾でもそれぞれの国語に翻訳されて合計100冊以上が出版されている。

先祖は代々、鉄砲伝来で有名な種子島藩の「藩医」である。

図作成／森　海里

死んだらどうなる

2018年6月1日　第1刷発行

著　者　石原　結實
発行者　唐津　隆
発行所　株式会社ビジネス社
〒162－0805　東京都新宿区矢来町114番地
神楽坂高橋ビル5F
電話　03－5227－1602　FAX 03－5227－1603
URL　http://www.business-sha.co.jp/

〈カバーデザイン〉尾形　忍（スパローデザイン）
〈本文DTP〉茂呂田剛（エムアンドケイ）
〈印刷・製本〉モリモト印刷株式会社
〈編集担当〉本田朋子〈営業担当〉山口健志

ISBN978-4-8284-2028-8

ビジネス社の本

日本人はもう55歳まで生きられない

少食が健康長寿のコツ

石原結實……著

定価　本体1200円+税
ISBN978-4-8284-1871-1

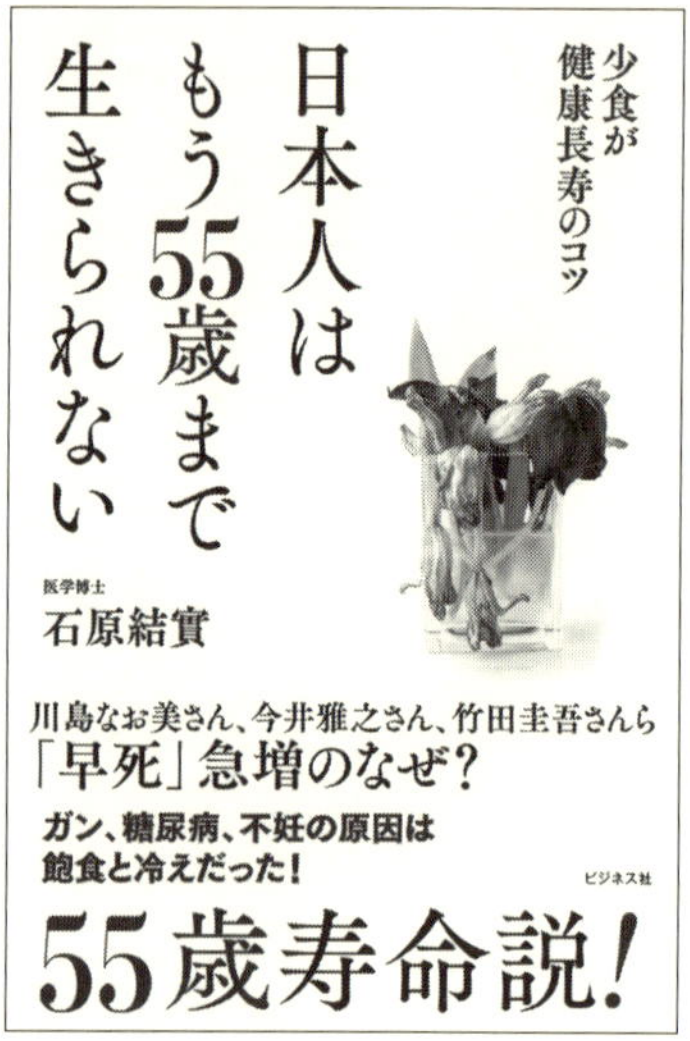

日本人55歳寿命説！

少食が健康長寿のコツ。ガン、糖尿病、不妊の原因は飽食と冷えだった！　本書では主にガン・糖尿病・不妊症に言及し、それらのメカニズムと解決策、健康になるためのアドバイスとその実践方法を公開し、「早死に」のリスクを減らし、「逆さ仏」現象を食い止める方法を伝授する！

本書の内容

第1章　ガン早死「急増」の真実
第2章　血液を汚す習慣、キレイにする習慣
第3章　糖尿病、不妊症が意味するもの
第4章　ガン、糖尿病、不妊症が暗示する人類滅亡
第5章　高騰する医療費を抑える6つの処方箋

ビジネス社の本

定価　本体１１００円＋税

ISBN978-4-8284-1881-0

完全図解！一日一食のススメ

健康長生きのコツ

石原結實……著

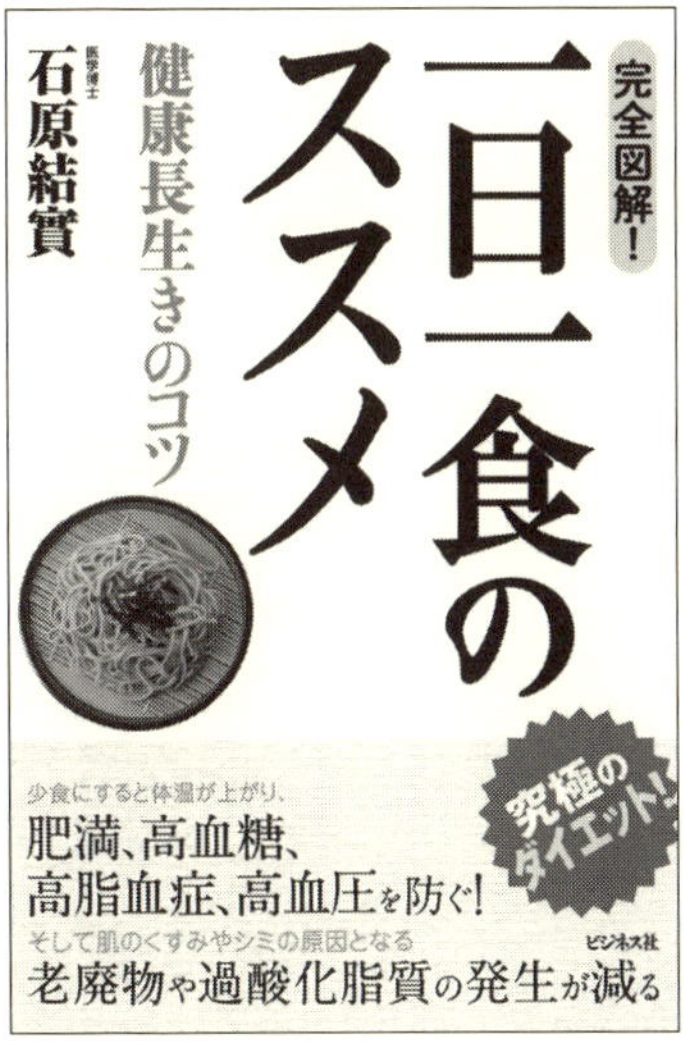

大判２色カラーの図解でわかりやすい！

「少食」こそが「長寿」の必要条件をすべて満たしています。欧米では、摂取カロリーを減らすと昆虫から猿まで、あらゆる動物の寿命が30～70％も延びることが確かめられました。これは同じ動物の一種である人間にもあてはまり、スペインの養老院での実でも実証されました。本書では、その理論と方法を図解とイラストでわかりやすくお教えします！

本書の内容

第１章　「食を少なくする」ことが、長生きする一番の秘訣
第２章　40歳を過ぎたら「一日一食」でもかまわない
第３章　筋力を鍛えれば「寝たきり」にはならない
第４章　老化（エイジング）でおこる症状・病気を防ぐことが真の〝アンチエイジング〟